AF336738

TRAITÉ

DES

MALADIES DU FOIE.

IMPRIMERIE DE GUIRAUDET,
RUE SAINT-HONORÉ, N° 315.

TRAITÉ

DES

MALADIES DU FOIE,

PAR

AUGUSTE BONNET,

D. M. P.,

MEMBRE DE LA SOCIÉTÉ DE MÉDECINE DE BORDEAUX, MEMBRE
CORRESPONDANT DE LA SOCIÉTÉ MÉDICALE D'ÉMULATION DE
PARIS, DE LA SOCIÉTÉ D'AGRICULTURE, SCIENCES ET ARTS
D'AGEN, ETC., ETC.

---

*Multum restat adhuc operis, multumque restabit, nec ulli nato post
mille sæcula præcludetur occasio aliquid adjiciendi.*
(SENECA , *Epist.*, lib. I, epist. LXIV.)

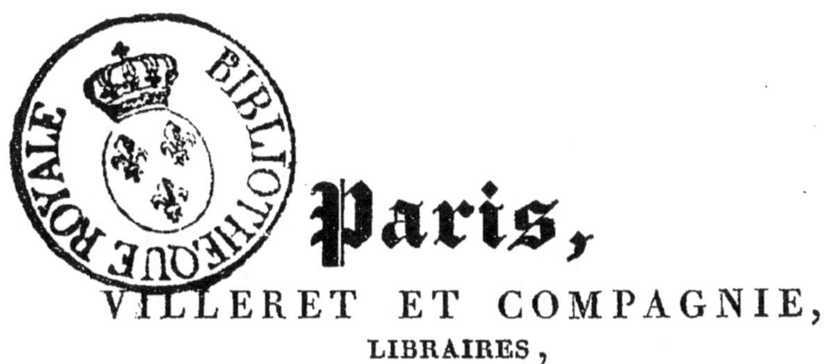

Paris,

VILLERET ET COMPAGNIE,

LIBRAIRES,

RUE DE L'ÉCOLE DE MÉDECINE, N° 13,

VIS-A-VIS LA RUE HAUTEFEUILLE.

—

1828.

PRÉFACE.

Quelques observations très remarquables d'hépatite, que j'ai recueillies dans ma pratique, avaient appelé depuis long-temps mon attention sur les maladies de l'appareil biliaire, et j'avais même inséré déjà dans le *Journal médical de la Gironde* un mémoire sur l'irritation hépatique, lorsque la Société médicale d'émulation proposa pour prix l'*Histoire de l'inflammation aiguë et chronique du foie*. Cette circonstance excita mon zèle : je me décidai à me mettre sur les rangs, et à m'occuper sérieusement d'un point de pathologie que je n'avais envisagé jusque alors que d'une manière très superficielle. Le manuscrit que j'envoyai au concours mérita les suffrages de la Société médicale. Cette compagnie savante me décerna à cette occasion une médaille d'or de 200 francs et le titre de correspondant. Un succès aussi flatteur m'a inspiré le désir de livrer à l'impression le travail qui me l'a procuré ; mais, avant d'en venir là, j'ai senti qu'il était indispensable de donner plus d'extension à ce travail, de remplir des lacunes que j'y avais laissées, et de lui faire éprouver de nombreuses corrections. Ce n'est pas tout : comme certaines lésions hépatiques ne sont pas de nature irritative, et que d'autres, bien que dépendant souvent d'une surexcitation morbide, n'en proviennent pas toujours, j'ai cru devoir également tracer l'histoire de ces divers états pathologiques, en sorte que ce n'est pas une monographie exclusivement consacrée aux maladies sthéniques du foie, mais un traité complet des affections de ce viscère, que je publie aujourd'hui.

Je ne parlerai pas ici des motifs qui m'ont engagé à donner le titre d'*Irritation hépatique* au principal article de cet ouvrage, parce que les considérations qui précèdent cet article rendent toute ma pensée à cet égard. Mais je ferai remarquer que la méthode que j'ai suivie dans l'étude des phénomènes d'irritation que le foie est susceptible d'offrir lorsqu'il se trouve soumis à l'action d'un stimulant est absolument neuve, et m'a conduit aux résultats les plus satisfaisants. Non seulement j'ai appris à distinguer les signes qui caractérisent l'irritation hépatique quand elle ne s'élève pas au degré de la phlogose, ou qu'elle ne constitue encore qu'une phlegmasie très légère, mais j'ai prouvé que l'hépatite des auteurs est une affection complexe, qui consiste dans l'inflammation simultanée de la membrane muqueuse gastro-intestinale, du foie et du péritoine sus-hépatique, et j'ai déterminé quels sont parmi les symptômes que les malades présentent en pareille occurrence ceux que l'irritation de chacun de ces trois organes occasione directement.

A.

Dans mon opinion, les désordres de l'appareil biliaire, que les anciens nommaient *obstructions*, n'étant qu'un produit de l'irritation hépatique, j'ai dû nécessairement les mettre au nombre des terminaisons ou des caractères anatomiques de cette dernière, et non les ériger en entités morbides particulières, comme l'ont fait les auteurs modernes qui s'en sont occupés. D'un autre côté, si je me suis borné, pour ainsi dire, à les énoncer, c'est qu'il m'a semblé parfaitement inutile de décrire minutieusement des états du foie dont l'existence n'est jamais bien prouvée qu'après la mort, et qui, fussent-ils plus faciles à reconnaître, n'en seraient pas moins au-dessus des ressources de l'art.

On ne saurait, certes, refuser à M. BROUSSAIS le mérite d'avoir le premier émis des idées vraiment philosophiques sur l'ætiologie de l'hépatite; mais ce médecin célèbre n'a pas, si j'ose m'exprimer ainsi, découvert toute la vérité, car il n'a établi ni laissé entrevoir nulle part dans ses écrits que l'hépatite non traumatique peut provenir d'une péritonite, et cependant il est constant que cela arrive assez fréquemment. La théorie que je propose sur les causes de l'inflammation du foie est donc préférable à la sienne ; je crois pouvoir avancer en outre que, de toutes celles qui ont eu pour objet le même point de doctrine, il n'en est aucune qui ait reçu plus de développement, qui ait été exposée avec plus de soin, et qui repose sur des données plus positives.

Je n'entrerai pas dans de plus longs détails sur cet article. Ce que je viens de dire suffit pour en indiquer la distribution, et faire connaître la manière dont j'y considère l'irritation hépatique. Quant à ceux qui suivent, ils sont loin sans doute d'offrir autant d'intérêt ; mais tous ont une étendue convenable, plusieurs sont entièrement neufs, et, si je ne me trompe, j'ai réussi à jeter quelques lumières sur la plupart des sujets qu'on y traite.

TABLE

ANALYTIQUE

DES MATIÈRES.

—

ÆTIOLOGIE.

PRONOSTIC.

TRAITEMENT.

CONGESTIONS SANGUINES PASSIVES DU FOIE.

TRAITÉ

DES

MALADIES DU FOIE.

IRRITATION DU FOIE.

CONSIDÉRATIONS PRÉLIMINAIRES.

Quoique le foie soit sans contredit l'un des organes de l'économie qui deviennent le plus souvent malades, il n'en est pas un, selon moi, dont les affections soient moins connues. Ce n'est pas qu'on n'ait eu occasion d'observer sur le cadavre la plupart des lésions de structure que ce viscère est susceptible d'offrir ; mais ce qui nous manque, ce sont les moyens d'en constater l'existence pendant la vie. A quels signes certains, je le demande, reconnaîtra-t-on, avant la mort, l'atrophie du foie, les collections sanguine, aqueuse ou séreuse dont il est quelquefois le siége ? Qui pourra préciser les cas où son tissu dégénéré s'est transformé en l'une de ces productions organiques que LAENNEC nomme *cyr-rhoses, mélanoses, encéphaloïdes*, etc. ? Mais si, au lieu de nous arrêter à des états morbides, qui, quoi qu'on en dise, sont tous consécutifs, nous jetons un coup-d'œil sur l'une des altérations les plus communes de l'appareil biliaire, l'*hépatite*, nous verrons que rien n'est plus confus, plus incomplet, que ce que les auteurs nous ont transmis à ce sujet. Une chose surtout à laquelle personne ne paraît avoir réfléchi, c'est que les symptômes qu'on a regardés jusqu'ici comme caractéristiques de cette phlegmasie n'en expriment qu'un degré, et qu'on n'est pas en droit de conclure de l'absence de ces symptômes que le foie n'est pas affecté. S'il est vrai, en effet, qu'une inflammation quelconque a ses périodes d'augment, d'état et de déclin, ou, en d'autres termes, a des degrés différents, celle du parenchyme hépatique doit nécessairement en avoir aussi, sans quoi il faudrait qu'on admît que cette espèce de phlogose est dès son origine aussi considérable que lorsque nous pouvons par nos sens acquérir la certitude de son existence, ce qui serait avancer un véritable paradoxe. Il y a donc une époque, dans la marche de l'hépatite, où cette maladie est légère et développe peu de sympathies. Or c'est cette époque à laquelle manquent les symptômes dont je viens de parler, et que, pour cette raison, les auteurs n'ont pas su distinguer. Le plus grand nombre ont pensé que le foie alors était sain, et que les désordres morbides provenaient de ce qu'on appelait jadis une fièvre essentielle. Que d'erreurs cette manière de voir n'a-t-elle pas fait commettre ! combien de cas d'obstructions du foie n'auraient pas été observés, si, mieux instruit sur les causes, la nature et les signes des affections de ce viscère, le médecin avait pu les reconnaître dès le principe !

Une autre chose que je crois devoir signaler, c'est que, l'action organique d'un tissu pouvant être portée au-delà du type normal sans que la fonction de ce tissu en soit troublée, et sans que par conséquent il y ait inflammation, on ne saurait s'empêcher d'admettre que l'irritation du foie peut exister à un degré où elle ne constitue pas encore une phlegmasie (1); elle ne tarde pas, en général, si l'on veut, à faire des progrès,

---

(1) Toutes les fois que l'augmentation organique de l'action ne dépasse pas certaines limites et qu'elle est compatible avec la santé, les médecins physiologistes pensent que cet état ne constitue pas une phlegmasie, et le désignent sous le nom d'*excitation ;* mais, qu'on se

mais elle peut aussi persister indéfiniment dans cet état, ou ne revêtir la forme inflammatoire qu'au bout d'un temps assez long.

Il résulte donc de ce qui précède que les auteurs n'ont décrit qu'une période avancée de l'hépatite, qu'ils ont méconnu cette phlegmasie toutes les fois qu'elle était moins prononcée, et qu'à plus forte raison ils n'ont pas su distinguer les cas où l'irritation hépatique ne s'élève pas au degré de l'inflammation.

Ces considérations m'ont déterminé à me tracer une marche nouvelle : j'ai pensé que, pour arriver à des résultats plus positifs que mes devanciers, il fallait étudier successivement tous les phénomènes d'irritation que le foie est susceptible d'offrir lorsqu'il se trouve soumis à l'action d'un stimulant. En d'autres termes, j'ai pensé que le moyen le plus sûr de parvenir à bien connaître l'hépatite était de prendre l'irritation du foie à son début, de la suivre dans ses progrès, d'en décrire toutes les nuances, toutes les phases.

---

serve de ce mot ou d'un autre pour le distinguer, il n'en est pas moins vrai qu'il appartient à l'irritation ; c'est le phénomène le plus reculé que celle-ci puisse offrir. Voilà pourquoi je ne balance pas à établir que l'irritation du foie peut exister et ne pas présenter la forme inflammatoire.

Pour procéder avec ordre, je diviserai cette monographie en cinq articles principaux : le premier traitera des signes de l'irritation du foie, le second de ses terminaisons, le troisième de ses causes, le quatrième de son prognostic, le cinquième de son traitement.

SÉMÉIOLOGIE.

Premier degré de l'irritation hépatique. Je me sers de cette expression pour désigner les deux nuances les plus légères de l'irritation du foie : dans l'une, l'augmentation de l'action organique n'est pas assez considérable pour qu'il y ait inflammation ; dans l'autre, ce dernier fait a lieu, mais la congestion morbide qui en résulte est si peu intense qu'elle ne présente aucun des caractères distinctifs de l'hépatite.

On sent aisément que les signes qui, dans ces deux cas, indiquent que le foie est surexcité, ne doivent être ni nombreux, ni faciles à déterminer ; mais quelque difficulté qu'il semble y avoir alors à reconnaître l'irritation hépatique, je ne crains pas d'avancer qu'il est toujours possible d'y parvenir. Si l'on réfléchit, en effet, que l'accroissement de la fonction d'un organe annonce constamment que la somme de vitalité dont il jouit est plus forte que dans l'état normal, il ne répugnera nullement d'admettre qu'une sécrétion de bile plus abondante que de coutume dénote que le foie est atteint d'irritation. Ce raisonnement me paraît sans réplique. Lorsque

vous produisez la salivation chez un malade ,
vous convenez que ce phénomène n'a lieu que
parce que les glandes buccales ont été soumises
à l'action d'un stimulant , et qu'elles se trouvent
dans un état d'irritation. Eh bien ! ce qui est
vrai pour ce cas doit l'être pour celui qui nous
occupe. Chaque fois donc qu'on rencontrera
chez un individu quelques uns des symptômes
qu'on appelle bilieux (amertume de la bouche ,
enduit jaune de la langue, vomissements de matières d'un jaune verdâtre et amères , coloration
en jaune du pourtour des lèvres et des ailes du
nez, ainsi que de la conjonctive, etc.), on pourra
hardiment déclarer qu'il y a, pour le moins ,
chez lui une lésion du foie. Que si l'on m'objecte
que sans doute on ne saurait me refuser que
l'augmentation de l'action sécrétoire d'un organe
prouve évidemment que la vie est en plus dans les
tissus qui le composent, mais qu'il est démontré
que l'irritation, loin d'avoir toujours pour effet un
flux plus abondant de l'humeur que sépare la
partie où elle a son siége , détermine quelquefois
la suspension de cette sécrétion ou l'expulsion
de son produit, je répliquerai que ce fait n'a
lieu, pour les glandes , que lorsque l'irritation
dont elles sont atteintes a revêtu la forme de la
phlegmasie, et que même cette dernière est portée

à un assez haut degré d'intensité. Pour qu'un
organe tel que le foie cesse de sécréter, il ne
suffit pas qu'il soit enflammé, il faut encore que
son inflammation soit forte.

La véritable difficulté qui se présente ici, c'est
de distinguer l'une de l'autre ces deux nuances
de l'irritation du foie. Mais si je suis forcé de
convenir qu'il est impossible, dans l'état actuel
de la science, de tracer entre elles une ligne de
démarcation bien tranchée, vu qu'elles ne s'annoncent à l'extérieur que par les mêmes phénomènes, je pense, cependant, qu'on peut jeter
quelques lumières sur cette question; et si les
raisonnements dans lesquels je vais entrer n'é-
quivalent pas à des preuves positives, ils sont
du moins très admissibles en bonne physiologie.

L'irritation hépatique pourra être considérée
comme n'ayant pas revêtu la forme inflammatoire toutes les fois qu'elle sera récente, et que
l'hypocondre droit ne sera ni tendu ni douloureux au toucher. Supposons qu'un homme en
parfaite santé prenne une assez forte dose d'émétique : si les vomissements sont violents et se
répètent souvent, les derniers entraîneront in-
failliblement l'expulsion d'une plus ou moins
grande quantité de bile. Eh bien! ce fait n'aura
lieu que parce que la souffrance de la membrane

muqueuse digestive aura occasioné sympathi-
quement une irritation du foie, et si les accidents se bornent là, cette irritation ne devra pas
être regardée comme ayant été portée au degré
de la phlegmasie.

Lorsqu'un individu est atteint de ce que les auteurs ont nommé *turgescence de la bile, état
bilieux, embarras gastrique bilieux,* si cette
maladie, qui n'est à mes yeux qu'une lésion gastro-hépatique, ne dure que depuis très peu de
temps, il n'y aura du côté du foie qu'une exal-
tation légère de la vitalité de ce viscère. Si, au
contraire, elle est ancienne, ou que l'hypocondre
droit soit douloureux à la pression, on sera en
droit de penser que l'irritation hépatique a passé
à l'état d'inflammation. Ce que je viens de dire
pour l'embarras gastrique est applicable en tout
à la fièvre bilieuse. Seulement, dans ce cas, l'irritation hépatique constitue plus souvent une
phlegmasie, et parcourt une marche aiguë,
comme l'affection gastro-duodénale dont elle est
le résultat.

On ne saurait disconvenir, certes, que le cho-
léra-morbus et la fièvre jaune ne soient, pour
le moins, compliqués d'une lésion de l'appareil
biliaire. La plupart des médecins qui ont habité
les Indes orientales et les Antilles prétendent

cependant qu'il arrive assez fréquemment qu'on ne trouve aucune altération remarquable dans le foie à la suite de ces maladies. Or, si, comme je n'en doute pas, ce fait est vrai, on ne peut s'en rendre raison qu'en admettant que l'irritation hépatique n'a pa été accompagnée alors d'un afflux d'humeur assez considérable pour donner lieu à une véritable inflammation. Cette explication me paraît extrêmement plausible. Si l'on réfléchit, en effet, à la marche rapide que prennent ordinairement le choléra et le typhus ictérodes, il ne répugnera nullement de poser en principe que ces affections peuvent quelquefois occasioner la mort avant que l'organe qui sécrète la bile ait eu le temps de devenir le siége d'une congestion morbide. Ainsi donc, lorsque l'un de ces états pathologiques n'aura duré que quelques heures, un jour, on sera fondé à présumer que l'irritation n'a pas été portée dans le foie au degré de la phlegmasie ; dans tous les autres cas, ce viscère devra être considéré comme ayant été enflammé.

Telle est, à mon avis, la seule ligne de démarcation qu'il soit possible d'établir entre les deux nuances qui nous occupent. L'irritation hépatique est - elle très légère, les accidents se bornent à l'accroissement pur et simple de la fonc-

tion de l'organe qui en est le siége. Fait-elle des
progrès, parvient-elle à un certain degré d'intensité, si elle dépend d'une de ces affections
graves qui se déclarent dans les pays chauds, la
mort peut survenir avant que l'irritation ait eu
le temps de déterminer une congestiou morbide,
par conséquent avant qu'elle ait pu constituer
une phlegmasie ; dans toutes les autres circonstances il y a réellement inflammation, et l'on
en trouve des traces à l'ouverture du cadavre.

Cette distinction, au reste, n'offre pas une
grande importance sous le rapport de la pratique : car, en supposant qu'elle fût mieux dé-
terminée, le traitement n'en recevrait, pour
ainsi dire, aucune heureuse modification. L'essentiel est qu'on sache que les symptômes qu'on
appelle *bilieux* annoncent toujours que le foie
est atteint d'irritation. Le médecin qui sera bien
pénétré de cette vérité ne verra plus qu'un être
abstrait, ou qu'une affection *gastrique*, *gastro-
cérébrale*, etc., dans l'embarras gastrique, la
fièvre bilieuse, la fièvre jaune, etc. Il tournera
ses regards vers l'appareil biliaire ; il évitera, en
un mot, une foule d'erreurs dont la lecture des
meilleurs auteurs ne saurait le garantir.

Il n'a été question encore, dans cet ouvrage,
que du premier degré de l'irritation hépatique,

c'est-à-dire des cas où l'on a méconnu cette irritation, parce qu'on n'a cru jusqu'ici à son existence que lorsqu'elle présentait les caractères distinctifs de l'hépatite. Je vais maintenant m'occuper de cette dernière.

HÉPATITE AIGUE.

La plupart des médecins qui ont écrit sur les maladies du foie posent en principe que l'hépatite aiguë peut occasioner les symptômes suivants : tension de l'hypocondre droit, sensibilité à la pression ; douleur tantôt sourde, profonde, répondant ordinairement à la région hypocondriaque droite, mais ayant son siége quelquefois dans la région épigastrique ou dans l'hypocondre gauche, et s'accompagnant d'un sentiment d'angoisse, de plénitude, de suffocation tantôt aiguë, pongitive, lancinante, analogue à celle de la plèvre enflammée, et s'étendant, dans certains cas, des côtes asternales droites à la clavicule et au bras du même côté ; augmentation de volume du foie ; décubitus difficile, souvent impossible, tantôt sur un côté, tantôt sur l'autre ; dyspnée ; respiration grande à gauche, petite à droite et point abdominale ; toux sèche, hoquet, nausées, vomissements, soif intense, amertume de la bouche ; langue rouge sur ses bords,

et couverte, dans son milieu, d'un enduit jaune
et verdâtre ; le plus communément, teinte jaunâtre des yeux ou de la peau , constipation , selles
blanches; ou bien, sécrétion de bile plus abondante , plus âcre que dans l'état normal ; urine
jaune , rare, ayant l'apparence de l'huile , déposant un sédiment briqueté ; peau sèche et brûlante ; enfin pouls fréquent , très souvent dur ,
dans quelques circonstances pourtant inégal et
même intermittent.

Tels sont les principaux phénomènes qu'on a
regardés jusqu'ici comme pouvant survenir à la
suite de l'inflammation aiguë du foie : je dis
comme pouvant survenir , car on ne les rencontre jamais tous , même dans les cas les plus graves. Ces divers phénomènes dépendent-ils de la
phlegmasie seule du parenchyme hépatique ,
ainsi que l'admettent les pathologistes ? Je ne le
pense pas ; je vais prouver, au contraire , de la
manière la plus péremptoire , que lorsqu'un individu présente la plupart des signes qui se trouvent compris dans le groupe de symptômes que
je viens de décrire , la maladie dont il est atteint consiste dans l'irritation simultanée du
tube digestif, du foie et du péritoine , ou , en
d'autres termes , constitue une *gastro-hépato-
péritonite*.

OBSERVATION N° I.

Deux militaires d'un régiment auquel j'ai été attaché jusqu'à l'époque de son licenciement (l'ex-12ᵉ chasseurs à cheval) s'étant battus en duel avec des fleurets dont on avait préalablement aiguisé la pointe, l'un d'eux fut blessé très grièvement (1). Appelé deux ou trois heures après l'accident, il ne se présenta à mon observation qu'une plaie qui, située entre la troisième et la quatrième côtes asternales droites, en comptant de bas en haut, avait tout au plus trois ou quatre lignes d'étendue. Mais les assistants m'ayant assuré que la lame du fleuret était entrée dans le corps de la longueur au moins de quatre ou cinq pouces, et les renseignements qu'ils me donnaient tant sur la position du malade pendant le combat que sur la manière dont il avait été frappé ne me permettant pas de douter que la direction du coup ne fût légèrement oblique de dehors en dedans, d'arrière en avant et de haut en bas, je ne balançai pas à établir que la blessure était pénétrante, et que l'instrument, après avoir traversé les téguments, les muscles intercostaux et le dia-

---

(1) C'était le 6 mai 1815. Nous étions alors cantonnés au *Cateau Cambresis*, département du Nord.

phragme , avait plongé dans l'intérieur du foie.
Ce diagnostic se trouvait confirmé en partie par
les symptômes qui étaient survenus déjà , tels
que des angoisses inexprimables , une grande
difficulté de respirer , une douleur que chaque
mouvement d'inspiration rendait plus vive , et
qui avait son siége dans la région diaphragmatique. On verra par la suite qu'il était fondé
dans tous ses points.

La plaie fut pansée sur-le-champ avec de la
charpie sèche, des compresses trempées dans l'eau-
de-vie camphrée et un bandage de corps. Immédiatement après , je pratiquai une forte saignée
du bras; je prescrivis de plus une diète sévère, et
la décoction de chiendent pour tisane. Le lendemain , l'hypocondre était tendu et très douloureux au toucher : la respiration ne se faisait
plus à droite que par le moyen des côtes : le pouls
était fréquent , dur et plein. (Nouvelle saignée
du bras ; on substitua aux compresses imbibées
d'eau-de-vie camphrée un cataplasme de farine
de graine de lin.) Le troisième jour, le gonflement de l'hypocondre avait augmenté ; la douleur s'étendait à tout le côté de la poitrine et à
l'épaule ; il y avait en outre plusieurs symptômes
qui ne s'étaient pas encore manifestés : la bouche était devenue amère , la langue jaune ; le

malade éprouvait des envies de vomir. Ces derniers phénomènes m'empêchèrent de réitérer la saignée, mais on continua le reste de la prescription de la veille; j'ordonnai de plus un lavement émollient pour remédier à la constipation qui durait depuis le commencement des accidents. Le quatrième jour, l'état de la blessure ne s'était pas amélioré; des vomissements bilieux se déclarèrent vers les huit heures du matin. (Boisson émétisée qui procura plusieurs selles dans la journée.) Le cinquième, céphalalgie intense; langue sèche, brune, fendillée; soif considérable, ventre tendu; pouls petit, fréquent et serré. (Eau d'orge avec le sirop de vinaigre, cataplasme, lavement, diète.) Le sixième, la plaie suppurait, mais la matière ne paraissait pas venir de l'intérieur; du reste, les douleurs n'en étaient pas moindres, et les désordres fébriles généraux avaient pris un caractère de gravité plus marqué. Le septième, visage abattu, yeux ternes et larmoyants, langue couverte de croûtes noirâtres, délire vers le soir. (Eau vineuse, potion excitante (1), cataplasme, etc.) Le hui-

---

(1) Cette potion était composée ainsi qu'il suit :

Prenez : Amoniac, 　　　　　　　　　　　　18 grains.

　　　　Infusion d'arnica, 　　　　　　　　3 onces.

　　　　Sirop d'absinthe, 　　　　　　　　1 once.

tième, prostration extrême, altération des traits
de la face plus prononcée, pouls précipité, délire presque continuel. (Prescription *ut suprà*,
de plus un vésicatoire à chaque jambe.) Le neu-
vième, même état et mêmes agents thérapeutiques. Le dixième, accroissement de la plupart
des symptômes. (On remplaça l'eau vineuse par
la décoction de quinquina, potion excitante,
julep camphré, vésicatoires aux cuisses.) Le
onzième, face inanimée, froid des extrémités,
pouls intermittent, carphologie, mussitation.
(Vésicatoire à la nuque.) Le douzième, mort
à dix heures du matin.

A l'ouverture du cadavre, on trouva les vaisseaux du cerveau fortement injectés; les ventricules latéraux étaient pleins de sérosité. Le poumon gauche ne présentait rien de particulier;
l'autre, au contraire, était dur, comme hépatisé
à son extrémité inférieure; la plèvre sus-diaphragmatique était recouverte d'une couche gé-
latineuse, épaisse de deux ou trois lignes; il y
avait de plus, dans ce côté de la poitrine, une
grande quantité d'un liquide roussâtre et ino-
dore. Lorsque le foie eut été mis à nu, je pus
m'assurer que la lame du fleuret avait réellement
suivi le trajet que j'ai décrit plus haut. On ob-
servait, en effet, à la partie supérieure et ex-

terne de la face convexe, une ouverture qui
correspondait à celle qui était dans l'espace qui
séparait la troisième et la quatrième fausses côtes.
Ce viscère était d'un volume énorme et d'un
rouge très foncé ; sa substance ayant été incisée,
on découvrit un abcès très considérable dans l'intérieur du grand lobe. La portion du péritoine
qui recouvre le foie et celle qui s'étend sur le
diaphragme adhéraient ensemble dans plusieurs
points de leurs surfaces. Le diaphragme était très
rouge, surtout aux environs de la blessure. L'estomac et le duodénum étaient rouges également ;
quant au reste du tube alimentaire, il n'offrait
aucune particularité qui fût digne d'être notée.

Il y avait, sans doute, plus qu'une hépatite
chez le malade dont il s'agit ici, puisque l'autopsie cadavérique prouva que l'encéphale, la
base du poumon, la plèvre, le diaphragme, le
péritoine, l'estomac et le duodénum avaient été
enflammés en même temps que le foie. Mais si,
après avoir réuni dans un seul cadre tous les phénomènes qui survinrent durant le cours de cette
affection, on élimine de ce cadre ceux qui dépendaient de la souffrance du cerveau, et ceux
qui se développèrent dès le premier jour, et qui
dénotaient une lésion du diaphragme ; il ne restera plus que des signes qu'on ne pourra s'em-

pêcher de rapporter à la co-existence de l'inflammation du foie avec celle du canal alimentaire et du péritoine (1). Or ces signes se re-
trouvent tous dans le groupe de symptômes
qui fait le sujet de cette discussion, et le consti-
tuent même presque en entier : donc ce groupe
exprime un état morbide qui consiste dans l'irritation simultanée du péritoine, du parenchyme
hépatique et de la membrane muqueuse gastro-
intestinale.

Cette observation, certainement, est on ne
peut plus concluante, et je n'en citerais pas
d'autre que mon opinion serait démontrée. Mais
je suis bien aise de m'étayer encore d'un fait extrêmement remarquable et dont on ne saurait
révoquer en doute l'authenticité, puisqu'il a été

---

(1) Comme le poumon présentait également des traces
d'irritation, il semblerait au premier abord que je ne
suis pas fondé à attribuer exclusivemeut tous les phénomènes restants à l'inflammation du péritoine, du foie
et du tube digestif. Mais je ferai observer que les signes
de la péripneumonie qui se développa dans ce cas ne
purent devenir apparents, parce que cette phlegmasie,
n'ayant pas été portée à un très haut degré d'intensité,
se trouva masquée par la gastro-hépato-péritonite, qui
fut incontestablement ici l'affection principale.

2.

recueilli par l'un des écrivains les plus distingués
de notre époque.

OBSERVATION N° 2.

Un garçon tapissier du sieur PROQUÈS, rue
du Cimetière-Saint-André-des-Arcs, est saisi,
dans le mois de décembre de l'hiver 1781, d'une
douleur gravative violente dans la région épigastrique, avec une difficulté de respirer qui
n'est pas extrême, mais qui est constante, soit
que le malade soit couché, soit qu'il soit debout;
cependant, la plus légère compression augmente
la douleur épigastrique, le pouls est serré et fréquent, le malade a le teint un peu jaune, et les
urines plus rouges que dans l'état naturel.

Un chirurgien appelé ne doute pas que la
douleur gravative ne soit l'indice d'un embarras
saburral, d'autant plus que la langue est chargée, limoneuse. Il conseille deux grains de tar-
tre stibié dans un verre d'eau tiède. Le malade
vomit deux ou trois fois une matière jaunâtre;
mais la douleur dans la région épigastrique n'est
point diminuée; elle devient, au contraire, plus
forte, plus intense et plus étendue dans l'hypocondre droit, le pouls est plus serré et plus fréquent. Un second vomitif est prescrit le lende-

main avec addition d'un gros de sel végétal dans le même verre d'eau. Des évacuations encore jaunâtres ont lieu et par haut et par bas; mais la douleur dans la région épigastrique et la jaunisse sont plus intenses, et les urines plus rouges et peu abondantes; le pouls est très serré et de plus en plus fréquent; la respiration est plus difficile avec oppression à la poitrine. Un large vésicatoire est apposé à la partie antérieure et inférieure de cette cavité; et, comme on croit que la maladie est l'effet d'une transpiration arrêtée, on ne croit mieux faire, pour la guérir, que de prescrire l'infusion de bourrache, de sureau, un looch blanc avec trois grains de kermès minéral, deux gros d'oxymel scillitique, etc. Les progrès de la maladie sont rapides; la douleur de la poitrine et de l'hypocondre droit est considérablement augmentée; la couleur du visage est d'un rouge intense, surtout du côté droit, quoique les yeux aient une teinte jaunâtre, et que le reste de la peau soit jaune, surtout à la partie antérieure de la poitrine, à la paume de la main et à la plante des pieds. La langue est d'un rouge vif à la pointe et dans ses bords, limoneuse le long de la ligne médiane, mais sèche et peu persillée, tremblante, et les urines sont rouges comme du sang. Le malade

ne pouvait respirer que lorsqu'il était presque
assis sur son séant dans un fauteuil. Tel était son
état lorsque je fus appelé : c'était le sixième
jour de sa maladie. Je portai le pronostic le
plus fâcheux, annonçant que tout indiquait une
forte inflammation du foie, qui s'était étendue
dans le poumon ; je dis qu'il eût déjà fallu saigner le malade au bras, et peut-être plusieurs
fois. Cependant, ayant considéré que le malade
n'avait pas encore éprouvé de frissons qui indi-
quassent un commencement de suppuration, je
le fis saigner, n'ayant pas de meilleur remède à
prescrire, sans cependant en attendre un succès
complet. On tira trois petites palettes de sang,
dont le coagulum fut extrêmement dense, presque sans sérosité, et celle qu'il y avait était très
jaune. Le pouls parut un peu moins dur et plus
développé. Une seconde saignée est prescrite, et
ensuite les vésicatoires aux jambes, mais sans
amendement dans la maladie. Il survient une
petite toux sèche, fréquente ; le malade a besoin
de nouveaux oreillers pour tenir son dos et sa
tête relevés. Les urines sont de plus en plus rares et rouges ; les lavements émollients ne pro-
curent pas de selles. Les boissons adoucissantes
et les légers béchiques anodyns sont prescrits,
mais sans succès. Le malade se tient un peu levé

sur son lit, légèrement incliné sur le côté droit. La région épigastrique et l'hypocondre droit étaient sensiblement gonflés et un peu douloureux au toucher. Il survient des redoublements dans la fièvre, de la toux, des frissons et des douleurs vives de l'hypocondre droit et de la poitrine du même côté, douleurs qui s'étendaient jusqu'à l'épaule et au bras droit. Le pouls se ramollit, se relâche; la tête se trouble, le malade divague; il y a des mouvements convulsifs des muscles des lèvres, et même du nez ; les mains sont gonflées , surtout la droite ; le pouls est faible, intermittent; des faiblesses , des syncopes surviennent , et le malade meurt le onzième jour de la maladie.

Je désirai que l'ouverture du corps fût faite, et elle le fut en effet vingt-quatre heures après la mort, en présence de M. Robin, chirurgien, par son élève, qui avait presque seul traité le malade. Voici ce qu'on trouva : 1º l'abdomen très ballonné, gonflé d'air, qui répandit une odeur très fétide dès que le bas ventre fut ouvert : il y avait dans cette cavité environ deux pintes d'une eau jaunâtre, chargée de filaments blanchâtres.

Le foie était d'un très grand volume, principalement le lobe horizontal ou gauche, qui paraissait avoir pris un accroissement proportionnellement plus grand que le reste de ce viscère; la substance du foie était inégalement endurcie; le lobe droit ou le grand lobe n'était pas aussi dense que le lobe gauche; le petit lobe était plus mou, et contenait un abcès dont une partie du pus paraissait être cachée dans la cavité de l'épiploon. La face externe du foie, dans les parties endurcies, était d'une couleur moins foncée que dans les parties ramollies, ou qui n'avaient pas acquis un surcroît de dureté; l'intérieur du foie était généralement plus rouge et ramolli dans quelques endroits, et plus durci dans d'autres, comme tuberculeux; il y avait dans sa convexité, dans le lieu qui est ceint par le ligament coronaire, un ramollissement plus remarquable. Une incision y ayant été faite, il s'en écoula environ trois cuillerées d'une humeur rougeâtre purulente qui provenait d'un foyer plus profond, lequel était plein d'un pus épais et de couleur de la lie de vin. Ce foyer eût pu contenir un œuf de pigeon; il aboutissait par quelques sinuosités à d'autres petits foyers également pleins de pus.

La membrane péritonéale qui revêt le foie, ainsi que la membrane qui est propre à ce vis-

cère, étaient épaissies en divers endroits, et très
adhérentes entre elles ; il y avait aussi, moyennant ces membranes, des adhérences du foie avec
le bord supérieur et avec la partie supérieure de
la face antérieure de l'estomac. Le foie était aussi
très adhérent au diaphragme ; la vésicule du fiel
était rétrécie, et contenait une bile noire. Ces
membranes étaient très épaisses, et avaient acquis de la densité ; leurs adhérences avec la partie du colon qui y est contiguë étaient très in-
times ; le colon même paraissait, en cet endroit,
un peu rétréci, et teint d'une couleur noircie
par la bile qui avait transsudé de la paroi de la
vésicule du fiel.

Le rein droit parut plus volumineux que le
gauche, et d'une couleur plus foncée, comme
s'il eût été légèrement enflammé. La cavité de
l'estomac était un peu rétrécie, et la partie qui
était unie au foie par les adhérences des pseudo-
ligaments paraissait atteinte d'une légère inflammation, surtout dans la face interne, qui
était noire, et de laquelle s'écoulait un sang
noirâtre.

2° Il y avait dans la cavité droite de la poitrine beaucoup d'eau jaunâtre et contenant
des flocons albumineux : on peut l'évaluer à la
quantité d'une pinte et demie. Il y avait aussi

dans la cavité gauche un épanchement d'eau de
même nature, mais en moindre quantité, ainsi
que dans celle du péricarde. La substance du
poumon droit était généralement endurcie, surtout dans le lobe inférieur de ce viscère, dans
l'endroit où la membrane qui le revêt touche à
la plèvre diaphragmatique, à laquelle elle était
aussi très adhérente ; celle-ci adhérait à son tour
au diaphragme, dans l'endroit, principalement,
qui correspondait à l'espace de ce grand muscle
entouré par le ligament coronaire : il résultait
du tout une concrétion comme cartilagineuse.
Le reste de la face externe des poumons était
attaché à la plèvre costale droite par des concrétions pseudo-ligamenteuses et pseudo-membra-
neuses, laissant des intervalles qui étaient rem-
plis de matières de diverse nature. Le volume
des lobes des poumons paraissait diminué ; la
substance en était un peu endurcie et rouge ; les
vaisseaux contenaient beaucoup de sang ; le cœur
paraissait dans l'état normal par son volume et
par sa substance ; il contenait, surtout du côté
droit, du sang noir et très concret, comme il en
contient si souvent.

3° Il y avait dans la cavité du crâne, entre
la dure-mère et la membrane arachnoïde, de la
sérosité jaunâtre épanchée, et les substances du

cerveau, principalement la médullaire, étaient généralement endurcies (1).

Dans cette observation, comme dans la mienne, il y eut plusieurs organes autres que le tube digestif, le foie et le péritoine d'affectés ; mais l'irritation de ces trois derniers fut incontestablement la maladie primitive, principale, et c'est ce qui fit que les symptômes que les pathologistes ont attribués à la phlegmasie seule du tissu du foie, et que j'ai énumérés plus haut, furent constamment les plus saillants et les plus nombreux.

Les détails dans lesquels je viens d'entrer ne permettent pas de douter de la réalité du fait que j'ai entrepris de prouver ; mais il ne suffit pas d'en être arrivé au point de savoir que, lorsqu'un individu présente la plupart des symptômes que les auteurs ont assignés à l'hépatite, l'affection dont il est atteint consiste dans l'inflammation simultanée du tube digestif, du foie et du péritoine : il faut encore déterminer quels sont, parmi ces symptômes, ceux que l'irritation de chacun de ces trois organes occasione directement. Cette question paraît, au premier abord, extrêmement compliquée ; mais je ferai

____

(1) Portal, *Maladies du foie*, pages 243, 244, etc.

observer, d'une part, que les signes de la gastro-entérite sont si connus aujourd'hui, qu'il est parfaitement inutile de chercher ici à apprendre à les distinguer. En second lieu, il est évident que, les signes de la gastro-entérite étant connus, si ceux qui dépendent de l'irritation du péritoine l'étaient également, il ne faudrait qu'éliminer ces deux ordres de phénomènes du tableau que j'ai tracé, page 12, pour avoir les symptômes de l'inflammation du parenchyme hépatique. Ce problème, si difficile en apparence, se réduit donc, à proprement parler, à l'établissement des signes qui dépendent de la phlégmasie du tissu péritonéal ; c'est donc à résoudre ce dernier point qu'il importe de s'attacher.

OBSERVATION N° 3.

Un jeune homme des environs d'une ville où j'ai exercé la médecine pendant sept ans, après mon retour de l'armée, tomba d'une charrette chargée de gerbes de blé sur un pieu, dont la pointe, très acérée, s'enfonça dans les parois abdominales, à un pouce et demi des cartilages des troisième et quatrième fausses côtes droites (1),

---

(1) En comptant de haut en bas.

et pénétra jusqu'à la hauteur de ces cartilages,
en suivant une direction oblique, de dedans en
dehors, et de bas en haut. Je m'assurai que la
plaie ne s'ouvrait pas dans la cavité du bas ventre. Il n'y avait que les téguments, le tissu cellulaire et les muscles sous-jacents d'intéressés. Le
malade fut saigné, pansé convenablement, et
soumis à une diète sévère. Le lendemain, 10 juillet 1822, la partie affectée était douloureuse et
fort tendue, le pouls était plein et dur. Je vou-
lus réitérer la saignée et mettre des sangsues autour de la blessure ; mais les parents du jeune
homme s'y étant opposés, je me bornai à couvrir
le lieu enflammé d'un cataplasme émollient, et à
prescrire, comme la veille, la diète et la tisane
de chiendent pour boisson. Le 11, l'irritation
avait fait des progrès considérables ; le malade
se plaignait, en outre, d'une douleur très aiguë
qui répondait, disait-il, derrière la blessure.
Je proposai de nouveau la saignée et les sangsues,
mais j'éprouvai un refus plus formel que le jour
précédent. Le 12, la douleur dont je viens de
parler occupait une grande partie du côté de la
poitrine ; la bouche était devenue amère, la
langue jaune. Tout annonçait que la phlegmasie externe, après s'être communiquée au péritoine et à la superficie du foie, allait se propa-

ger à la totalité de ce viscère et au duodénum.
Le 13 et le 14, un cas pressant ayant rendu ma
présence nécessaire ailleurs, je ne revis le malade que le 15. Ce que j'avais prévu était arrivé :
la poitrine ne se dilatait plus à droite qu'avec une
extrême difficulté ; la douleur du côté s'étendait
au cou et à l'épaule, et chaque mouvement
d'inspiration en occasionait de très aiguës dans
la région diaphragmatique. Il y avait de plus
céphalalgie, coloration en jaune de la conjonctive, toux sèche, soif, langue rouge sur ses bords
et couverte d'un enduit jaunâtre à sa base et
dans son milieu ; pouls dur, fréquent et serré.
Cette fois-ci on consentit à ce que j'ouvrisse l'une
des veines du bras ; mais, comme il survint une
syncope presque aussitôt que le sang commença
à couler, cette circonstance parut aux donneurs
de conseils une preuve sans réplique que les évacuations sanguines n'étaient pas indiquées. Le
16, des vomissements bilieux s'étaient déclarés
quelques moments avant mon arrivée ; l'estomac ne pouvait supporter que les boissons froides ;
j'ajouterai que l'inflammation externe, qui, on
le présume bien, n'avait pu qu'augmenter sous
l'influence d'un pareil traitement, occupait en
quelque sorte, à cette époque, tout l'espace
compris entre les fausses côtes et les os des îles.

J'insistai plus que jamais sur la nécessité des évacuations sanguines ; mais les assistants se récrièrent beaucoup contre cette proposition , et il ne me fut pas possible de leur faire entendre raison. Me voyant réduit par leur obstination à une inutilité complète , et peu flatté , d'ailleurs, du défaut de confiance qu'on me témoignait, je me retirai, en prévenant que, puisqu'on refusait absolument de se conformer à mes avis, je ne reviendrais plus. Six ou sept jours après, le père me fit dire qu'il se repentait bien de n'avoir pas suivi mes ordonnances , et qu'il espérait que j'aurais la bonté de donner encore des soins à son enfant. Je me rendis à ses désirs , mais il n'était plus temps : je trouvai le malade agonisant ; il expira dans la nuit.

La poitrine et l'abdomen furent ouverts seulement. Le poumon droit était gorgé de sang et plus consistant que dans l'état normal ; la plèvre sus-diaphragmatique de ce côté était rouge, le tissu musculaire sous-jacent l'était aussi. On trouva dans le bas ventre une assez grande quantité d'un liquide roussâtre dans lequel flottaient des flocons albumineux. Le péritoine présentait des traces d'inflammation dans une grande partie de son étendue, mais principalement vers le lieu qui correspondait à la blessure , dans la région du diaphragme et à la convexité du foie. Ce dernier organe, devenu très volumineux, avait contracté des adhérences nombreuses avec les tissus voisins, et renfermait deux foyers de suppuration, situés, l'un dans l'épaisseur de son parenchyme, l'autre derrière les fausses côtes et près de la grande courbure. La membrane muqueuse gastro-intestinale était phlogosée depuis pour ainsi dire le cardia jusqu'au gros intestin ; mais sa rougeur était plus prononcée dans l'estomac et le duodénum, et allait ensuite toujours en diminuant. Il s'était formé un abcès très vaste dans l'épaisseur des parois abdominales ; la suppuration, sortant difficilement par la plaie, avait fusé entre la peau et les muscles, et entre ceux-ci et le péritoine, jusqu'aux environs du rebord supérieur du bassin.

La cause de tous les désordres organiques qu'on observa après la mort fut incontestablement l'inflammation qui survint dans les parties que le pieu avait divisées, et comme cette inflammation était située à l'extérieur, il est évident qu'avant de se propager au foie, elle dut commencer par affecter le péritoine. Or, si nous jetons un coup-d'œil sur les symptômes qui se manifestèrent pendant la première période de la maladie, nous verrons que les plus saillants

furent, le troisième jour, une douleur très aiguë, située au-dessous de la blessure ; le quatrième, cette douleur avait gagné presque tout
le côté de la poitrine ; le septième, la respiration ne se faisait que par le moyen des côtes ;
chaque mouvement d'inspiration donnait lieu à
des douleurs très vives, qui, de la région diaphragmatique, s'étendaient au cou et à l'épaule.
Ces symptômes ne dépendaient bien certainement pas de la phlegmasie externe : car, dans
la plupart des cas où ils ont été rencontrés, les
tissus post-péritonéaux n'étaient pas enflammés
ou n'avaient commencé à l'être que sur la fin.
Ils ne provenaient pas non plus de l'irritation
du tissu hépatique : car, outre que cette dernière n'avait pas eu le temps de faire beaucoup
de progrès à l'époque dont je parle, personne
n'ignore que les organes parenchymateux ne
jouissent pas d'une grande sensibilité, tandis que
le principal caractère distinctif des phlegmasies
séreuses est d'occasioner des douleurs extrêmement aiguës, et qui surtout deviennent lancinantes, pongitives, lorsque la congestion morbide
qui les produit est circonscrite et très intense.
Si donc ces symptômes n'étaient ni le résultat de
l'inflammation des tissus post-péritonéaux, ni
celui de l'hépatite proprement dite, quelle était

leur cause? Evidemment l'irritation du péritoine.

Cette membrane offrait des traces de phlogose dans presque toute son étendue chez le sujet de cette observation ; mais le plus souvent elle n'est enflammée qu'à la convexité du foie et dans les points correspondants de la région hypocondriaque. Voici l'ordre dans lequel se développent les accidents en pareille occurrence. Si la portion du péritoine sus-hépatique qui est la première affectée répond à cette partie du foie qui est appliquée en devant et contre le rebord cartilagineux qui termine inférieurement la poitrine, les douleurs sont lancinantes, pongitives, mais elles se bornent dans le principe à l'hypocondre. Lorsqu'au contraire l'inflammation commence par la partie supérieure de la face convexe, et qu'elle se propage par voie de contiguité au feuillet du péritoine qui tapisse la concavité du diaphragme, les douleurs se font ressentir d'abord dans cette région ; elles augmentent à chaque mouvement d'inspiration, et s'étendent à tout le côté du thorax, au cou et à l'épaule : ce n'est qu'après, que l'hypocondre devient tendu et douloureux (1). Les auteurs pen-

---

(1) On m'objectera peut-être que dans le cas que je viens de rapporter le diaphragme participait à l'irrita-

sent que ce sont les nerfs diaphragmatiques qui, par le moyen des communications qu'ils ont avec ceux du plexus cervical, transmettent la douleur au cou, à l'épaule et jusque dans le bras. Cette explication me paraît très rationnelle ; mais je ferai observer que les nerfs diaphragmatiques n'envoient aucun filet au foie, et que par conséquent il est impossible que la phlegmasie de ce dernier occasione directement la douleur dont il s'agit. Cette circonstance est donc une preuve de plus en faveur de mon opinion.

Maintenant que nous sommes bien fixés sur

---

tion des autres tissus, et qu'on ne voit pas pourquoi les symptômes en question n'appartiendraient pas plutôt à l'inflammation de ce muscle qu'à celle du feuillet péritonéal qui le tapisse inférieurement. Je ne prétends pas nier que la diaphragmite ne soit susceptible d'occasioner de pareils désordres, car, lorsque cet état morbide existe, il y a toujours lésion concomitante de la plèvre, du diaphragme et du péritoine ; mais ce dernier organe avait été ici le premier affecté, et lorsque les douleurs du côté et de l'épaule se déclarèrent, l'irritation du diaphragme ne devait être que fort légère. En supposant, au surplus, que ces symptômes ne pussent être produits que par l'inflammation simultanée du péritoine et du diaphragme, il n'en resterait pas moins démontré qu'ils ne proviennent pas directement de celle du foie.

les phénomènes qui, dans le groupe des symptômes que les pathologistes ont assignés à l'hépatite, dépendent de l'inflammation du péritoine,
il est clair que, si, comme je l'ai déjà dit, on
élimine de ce groupe les signes de la péritonite
(tension de l'hypocondre droit, sensibilité à la
pression ; douleur aiguë, pongitive, lancinante,
analogue à celle de la plèvre enflammée, et s'é-
tendant, dans certains cas, des côtes asternales
droites à la clavicule et au bras du même côté ;
décubitus difficile, parfois impossible, sur le côté
droit ; respiration petite à droite et point abdominale, toux sèche, hocquet), et ceux de la
gastro-entérite (nausées, vomissements, soif
intense, rougeur de la langue ; peau sèche , brûlante ; pouls fréquent, très souvent dur), on
aura pour reste ceux qui résultent directement
de la phlegmasie du parenchyme hépatique
(douleur sourde, profonde, répondant ordinairement à la région hypocondriaque droite, mais
ayant son siége quelquefois dans la région épigastrique ou dans l'hypocondre gauche, et s'accompagnant d'un sentiment d'angoisse, de plénitude, de suffocation ; décubitus difficile, souvent impossible, sur le côté gauche ; amertume
de la bouche, couleur jaune de la langue, le plus
communément teinte jaunâtre des yeux ou de

la peau ; selles blanches, ou bien déjections bilieuses, âcres, et plus ou moins abondantes ; urine jaune, rare, ayant l'apparence de l'huile, déposant un sédiment briqueté). Cette manière d'argumenter est rigoureuse : elle donne nécessairement pour résultat la solution de la question que je m'étais proposée. En supposant, au surplus, qu'elle ne soit pas aussi concluante que je le prétends, voici un fait qui achèvera de la confirmer.

OBSERVATION N° 4.

Un ouvrier, âgé de vingt-cinq ans, très robuste et d'une constitution bilioso-sanguine, reçut dans une rixe un coup de poing si violent dans la région du foie, qu'il tomba à la renverse et se trouva mal. Des secours lui ayant été promptement administrés, il ne tarda pas à revenir à lui, mais il commença à se plaindre dès ce moment d'un sentiment de malaise et d'embarras qu'il rapportait à l'endroit où il avait été frappé ; lorsqu'on exerçait une pression un peu forte sur cette partie, il éprouvait une douleur sourde, profonde, et qui, disait-il, venait de dessous les côtes. Les cinq ou six jours suivants, cette douleur, loin de se dissiper, augmenta ; l'hypocondre droit devint tendu et douloureux, même

quand on ne le comprimait pas; l'appétit disparut; la langue se couvrit d'un enduit jaunâtre.
Tel était l'état du malade à l'époque où il se
présenta chez moi pour me consulter. Je fus
d'avis qu'il gardât la chambre, qu'il se mît à la
diète, qu'il prit pour tisane une décoction d'orge
et de chiendent, et qu'on lui appliquât vingt
sangsues à l'hypocondre. Cet individu ne fit rien
de ce que je lui avais prescrit : il avait besoin de
travailler pour vivre, et son dérangement,
d'ailleurs, ne lui paraissait pas aussi sérieux que
je le prétendais. Les accidents cependant prirent
une marche si rapide et s'aggravèrent à un tel
point qu'il fut obligé de s'aliter trois jours après
(le 3 novembre 1826.) On m'envoya chercher
le lendemain. Voici les symptômes qui se pré-
sentèrent à mon observation : céphalalgie; coloration en jaune de la conjonctive, ainsi que du
pourtour des lèvres et des ailes du nez; langue
rouge et sèche, soif inextinguible, peau brûlante, pouls dur et plein, respiration extrêmement pénible; douleur pongitive, lancinante,
dans la région hypocondriaque droite, s'étendant d'une part à tout le côté droit de la poitrine, de l'autre à l'épigastre et à l'hypocondre
gauche; urine foncée en couleur, constipation.
Je pratiquai sur-le-champ une saignée du bras,

je couvris ensuite la région du foie d'un cataplasme émollient, et j'ordonnai une diète très
sévère, et l'eau de chiendent édulcorée avec le
sirop de gomme pour boisson. Le soir, vingt
sangsues furent mises à l'hypocondre et dix au
creux de l'estomac. Le 5, l'irritation n'avait
pour ainsi dire rien perdu de son intensité.
(Saignée du bras ; pour le reste, prescription
ut supra.) Le 6, le pouls était moins plein et
moins dur, mais l'hypocondre paraissait presque
aussi tendu et aussi douloureux. (Vingt sangsues
à cette partie et dix à l'épigastre ; le sang coula
jusqu'à la nuit.) Le 7, la langue avait commencé à s'humecter, la soif n'était plus aussi
vive, les douleurs surtout qui provenaient de
l'inflammation du foie et de ses annexes avaient
beaucoup diminué ; cependant, comme elles
étaient encore portées à un assez haut degré,
je crus devoir recourir à une troisième application de sangsues. (On en mit vingt.) Le 8, le
pouls avait en quelque sorte repris son rhythme
normal, le malade n'était plus altéré, la respiration se faisait assez librement. (Cataplasme ;
deux lavements avec la décoction de graine de
lin, un pour le matin, l'autre pour le soir ; on
ajouta à la tisane dix-huit grains de sel de nitre
par pinte.) Le 7, les choses allaient toujours

en s'améliorant. Le 8, on permit deux bouillons, et l'on prescrivit un bain tiède. Le 9, un
second bain fut administré ; indépendamment
des bouillons de la veille, on accorda un potage
au riz. Le 10, mêmes moyens thérapeutiques
et même régime. Le 11, on supprima le bain.
Le 12, il ne restait qu'une douleur obtuse dans
la région du foie, mais ce symptôme disparut à
son tour. Aujourd'hui, le jeune homme qui fait
le sujet de cette observation jouit d'une santé
parfaite.

Il est incontestable que l'inflammation débuta
dans ce cas par le tissu du foie, et qu'elle se borna
à ce tissu durant les six ou sept premiers jours
de la maladie. Or les symptômes qui survinrent
pendant ces six ou sept jours (sentiment de malaise, d'embarras dans la région hypocondriaque ;
douleur sourde, profonde, dans cette partie, ne
se faisant ressentir d'abord que par la pression,
et devenue ensuite permanente ; langue jaune,
amertume de la bouche) se trouvent compris
dans le nombre de ceux que j'ai dit appartenir à
la phlegmasie du parenchyme hépatique : donc
l'opinion que j'ai émise au sujet de ces derniers
est vraie.

Je n'ai tant insisté sur la question relative
aux signes que la gastro-hépato-péritonite occa-

sione que parce que je pensais que c'était le
meilleur moyen d'arriver à la connaissance des
symptômes de l'hépatite. Non seulement j'ai
appris à distinguer ces symptômes lorsqu'ils
coïncidaient avec ceux de la gastro-entérite et de
l'irritation du péritoine, mais l'histoire de l'ouvrier dont je viens de parler nous donne une
idée très exacte des phénomènes qui caractérisent l'inflammation du tissu du foie quand elle
existe seule.

Les observations que j'ai déjà rapportées
m'autorisent à poser en principes que la phlegmasie aiguë du tissu du foie ne s'élève jamais à
un haut degré d'intensité sans se propager à la
membrane muqueuse gastro-intestinale et au
péritoine. On m'objectera peut-être qu'il y a des
faits contradictoires ; que tantôt, par exemple,
les signes de la gastro-entérite, tantôt ceux de
la péritonite, manquent, et qu'on a rencontré
même des abcès dans le foie sans que rien eût
indiqué pendant la vie que cet organe était atteint d'inflammation. Je répliquerai à cela 1°
que je ne connais qu'un cas d'hépatite aiguë
dans lequel, si l'on en croit M. ANDRAL (1),
les voies digestives ne furent pas affectées, et

____

(1) *Clinique médicale*, tome iv, page 75.

encore est-il prouvé pour moi que parmi les phénomènes morbides qui se manifestèrent au commencement et sur la fin de la maladie il y en avait qui appartenaient à l'irritation du tube alimentaire ; 2º que les douleurs que les auteurs attribuaient à la souffrance seule du parenchyme hépatique , et qui , ainsi que je l'ai démontré , dépendent de l'inflammation de la séreuse abdominale , varient sans doute chez presque tous les sujets sous le rapport de leur direction , de leur intensité , de leur étendue (1); mais qu'il est encore exact de dire que, dans la règle, l'hépatite aiguë s'accompagne de ces sortes de douleurs ; 3º que les abcès dont on arguë ici ne sauraient non plus fournir aucun argument contraire à mon opinion : la plupart provenaient d'une hépatite chronique, et le petit nombre des autres avaient dû être méconnus, parce que l'hépatite aiguë dont ils étaient la suite se trouvait masquée par une affection plus grave.

Les pathologistes ont en quelque sorte divisé de tout temps l'hépatite aiguë en deux espèces : suivant eux, cet état morbide peut occuper

____

(1) Il est surtout moins fréquent qu'on ne le croit communément qu'elles s'étendent jusqu'à l'épaule et au bras droit.

exclusivement tantôt la face convexe, tantôt la face concave du foie. Dans le premier cas, disent-ils, si l'inflammation a son siége à la partie antérieure de la face convexe, la douleur est superficielle, aiguë, comme pleurétique ; elle augmente dans l'inspiration, la toux, et par la pression exercée au-dessous des fausses côtes, et se propage à la poitrine, au cou et à l'épaule ; l'hypocondre droit est tuméfié, le décubitus sur ce côté impossible ; la respiration difficile, accompagnée de toux sèche, quelquefois de hoquets. Si, au contraire, l'irritation est plus forte à la partie postérieure de cette même surface, la douleur se fait ressentir principalement près de la colonne vertébrale, et se prolonge de là tantôt à la partie postérieure de la poitrine, de manière à simuler une pneumonie dorsale ; tantôt du côté des lombes, et paraît située dans le rein droit, ce qui a souvent donné lieu de penser alors que la phlegmasie qu'on avait à traiter n'était qu'une néphrite.

Dans le second cas, la langue est rouge sur les bords et jaune verdâtre dans le reste de son étendue ; il y a nausées, vomissements de bile, tension à l'épigastre et à l'hypocondre droit, le plus communément ictère. Le hoquet se déclare aussi dans cette circonstance. Le décubitus sur le côté gauche est très douloureux. L'urine prend un aspect différent suivant l'époque et l'intensité de la maladie : pâle durant les premiers jours si l'ictère n'existe pas, jaune si ce dernier symptôme a lieu, elle paraît plus tard d'une couleur rouge plus ou moins foncée. Les déjections sont tantôt supprimées, tantôt grisâtres et semblables à de l'argile; d'autres fois une bile très âcre est sécrétée en abondance, et des matières liquides presque sanguinolentes sont rendues avec coliques. La douleur est obtuse, profonde, et n'est appréciable que dans les régions hypocondriaque droite et épigastrique. L'obstacle que le foie enflammé oppose alors à l'élévation du diaphragme dans l'expiration, soit à cause de sa masse, soit à cause de son volume, occasione un sentiment d'angoisse, de plénitude, de suffocation; il semble au malade qu'un poids est suspendu au diaphragme et au sternum. (PINEL, FRANCK, etc.)

Il suffit de jeter les yeux sur ces deux tableaux pour se convaincre que, dans l'un, les symptômes les plus saillants appartiennent à l'inflammation du péritoine et du parenchyme hépatique, et que dans l'autre les signes de la gastro-entérite coïncident avec ceux d'une lésion du foie, et que par conséquent on n'est pas en droit de poser en principe qu'il n'y a alors que ce viscère d'affecté. Une autre chose qui milite infiniment contre la distinction qui nous occupe, c'est que les deux groupes de symptômes dont il s'agit n'existent jamais seuls ici. Je m'explique : lorsque les signes qui indiquent que le péritoine et la superficie du foie sont enflammés se développent, ils sont constamment accompagnés, d'abord, de ceux qui dénotent une super-sécrétion de bile, et, plus tard, de ceux de la gastro-entérite. De même, quand l'irritation commence par le tube digestif et la partie du foie correspondante, le tissu péritonéal y participe toujours plus ou moins. La division de l'hépatite en deux espèces est donc défectueuse, 1° parce que ceux qui admettent ces deux espèces pensent que dans chacune d'elles il n'y a que l'organe sécréteur de la bile de lésé ; 2° parce qu'en pareille occurrence l'irritation, loin d'avoir son siége exclusif dans la face convexe ou dans la face concave, n'est que prédominante dans l'un ou l'autre de ces points.

Remarquez que je n'entends pas dire par là que l'hépatite ne peut pas être partielle : ce que j'ai voulu prouver seulement, c'est que l'hépatite superficielle et l'hépatite profonde des auteurs sont des affections complexes, et qu'on n'est pas fondé surtout à établir que dans l'un ou l'autre de ces cas le parenchyme hépatique n'est malade que dans une partie de son étendue.

Pour ce qui concerne, au surplus, l'hépatite partielle, il est évident que, dès le moment qu'il a été démontré que, quel que soit le point par lequel débute l'irritation hépatique, elle ne s'élève jamais à un haut degré d'intensité sans se propager à la totalité du foie, ainsi qu'au péritoine et à la membrane muqueuse gastro-intestinale; il est évident, dis-je, qu'une phlegmasie partielle de l'appareil biliaire doit nécessairement être très circonscrite et développer peu de sympathies. Ne serait-ce pas donner une idée juste de cet état morbide que d'avancer qu'il est, relativement au parenchyme hépatique, ce que la pneumonie lobulaire est par rapport aux poumons?

Quelques médecins, qui, du reste, blâment la division de l'hépatite en deux espèces, ont prétendu, à leur tour, que les symptômes de la phlogose de la face convexe doivent être rapportés à la péritonite sus-hépatique, et que ceux de l'inflammation de la face concave ne représentent qu'une irritation des vaisseaux biliaires, des conduits hépatiques ou de la vésicule. Mais cette manière de voir ne me paraît guère plus fondée que la précédente. Pour établir, en effet, que dans le premier cas le péritoine se trouve seul enflammé, il faudrait pouvoir démontrer que le parenchyme hépatique sous-jacent ne l'est pas également. Or l'analogie doit nous porter à penser qu'il en est du péritoine sus-hépatique comme de la plèvre pulmonaire, dont l'irritation ne se borne jamais à son propre tissu et se communique constamment à la portion du poumon qu'elle recouvre. Les abcès, d'ailleurs, qui se forment à la suite de l'hépatite superficielle prouvent que le foie participe alors à la phlegmasie de la membrane séreuse qui lui sert d'enveloppe. Quant au second cas, j'avouerai que je ne conçois pas la possibilité d'une lésion isolée de la portion du parenchyme hépatique qui est destinée à la formation de la bile. La distinction nouvelle qui nous occupe n'est donc pas plus rationnelle que la précédente, et ne mérite pas d'être conservée.

Je n'ai considéré jusqu'ici l'inflammation du foie que sous la forme aiguë. Mais, outre que cette nuance de l'irritation hépatique peut, dans ce cas, devenir chronique, personne ne conteste qu'elle ne soit susceptible de prendre cette marche dès son début; et si, parmi les pathologistes, il n'y a guère que PUJOL qui ait parlé nominativement de l'hépatite chronique, c'est que les phénomènes locaux qui la caractérisent sont peu précis ; c'est que souvent on n'est conduit à en présumer l'existence que par les symptômes qui résultent d'une supersécrétion de bile, et que, pour cette raison, on l'a fréquemment méconnue.

HÉPATITE CHRONIQUE.

Lorsqu'un individu atteint d'une hépatite aiguë éprouve un mieux sensible, que tout semble annoncer la guérison, et que néanmoins le retour des forces n'est pas complet ; que les jambes restent faibles ; que l'appétit, quoique vif, cesse dès les premières bouchées d'aliment ; qu'il y a soif, sécheresse de la peau, coloration en jaune de la conjonctive, le diagnostic n'offre rien d'embarrassant : on peut hardiment avancer que la maladie n'a pas cessé ; ses causes, sa nature, rien n'est changé ; elle n'a fait que diminuer d'intensité. Mais le plus ordinairement l'inflammation chronique du foie n'est pas la suite d'une hépatite aiguë, et l'on a alors d'autant plus de difficulté à la reconnaître qu'il n'est pas rare qu'on en soit réduit dans ce cas à ne pouvoir baser son jugement que sur des circon-

stances commémoratives, des particularités individuelles, la présence ou l'absence des signes
qui caractérisent les affections mieux connues des
organes voisins. Je n'ose point me flatter, certes,
que je parviendrai à dissiper l'obscurité qui
règne encore sur ce point de pathologie ; mais,
si je ne me trompe, les considérations dans lesquelles je vais entrer ne seront pas inutiles. Mon
travail aura du moins cet avantage qu'il réunira
en quelque sorte dans un seul cadre tout ce que
les auteurs nous ont transmis à ce sujet. Voici
donc quel est, en général, la marche que l'hépatite chronique suit toutes les fois qu'elle ne
provient pas d'une hépatite aiguë.

Le malade, d'abord, n'a pas de fièvre ; les
symptômes qu'il présente semblent n'appartenir
en aucune manière aux affections du foie. Tantôt ce sont les phénomènes qu'on a coutume
d'assigner à l'hypocondrie ; tantôt des incommo-
dités diverses, telles, par exemple, que des dé-
mangeaisons par tout le corps, des douleurs
vagues et des lassitudes spontanées, un froid aux
pieds qui se fait principalement ressentir dans
la nuit, etc. Cet état reste quelquefois station-
naire pendant plusieurs mois, plusieurs années,
et la seule chose qui, alors, pourrait porter à
soupçonner une altération de l'appareil biliaire,

ce sont des douleurs qui , par intervalles , surviennent tout à coup dans l'hypocondre droit,
durent quelques secondes , quelques minutes ,
un quart d'heure au plus, et cessent ensuite complétement. Tant que les désordres se bornent
là , la santé ne paraît pas sensiblement altérée;
mais , au bout d'un certain temps, pour l'ordinaire, les progrès de la maladie sont beaucoup
plus marqués : douleur à la région épigastrique,
qui, d'abord légère , puis vive et constante, augmente avant le repas, diminue dès qu'il est commencé , et se renouvelle pendant le travail de la
digestion; soif, dégoût pour les aliments solides,
langue chargée dans son milieu ; quelquefois
vomissements pituiteux , sans causes apprécia-
bles externes, ou à la suite d'une quinte de toux ;
sécheresse de la peau , constipation , coliques légères, accompagnées de borborygmes et d'émission de vents par haut et par bas. A ces signes,
qui n'indiquent qu'une irritation chronique de
la membrane muqueuse gastro-intestinale, s'en
joignent d'autres plus caractéristiques. Si, à
cette époque, en effet, on palpe la région du
foie, on trouve le plus communément que cet
organe est devenu très dur, très volumineux,
qu'il dépasse les dernières fausses côtes de deux
ou trois travers de doigt , et, dans quelques cir-

constances, qu'il est parsemé de bossélures de grosseurs variées. Les douleurs de l'hypocondre droit que j'ai signalées en premier lieu sont plus fréquentes et plus fortes; et, quoiqu'en général elles soient sourdes, gravatives, elles ne laissent pas d'être parfois lancinantes, et de s'étendre même à la poitrine et à l'épaule droite. La respiration est presque toujours un peu embarrassée, et le décubitus sur le côté gauche la rend extrêmement pénible. La peau et la conjonctive prennent une couleur jaune foncé : alors les matières fécales sont grisâtres ; les urines safranées, épaisses, comme oléagineuses. Si, au contraire, il n'y a pas d'ictère, les selles ont un aspect noirâtre. Lorsque les choses en sont à ce point, l'amaigrissement fait des progrès effrayants, les jambes s'enflent, et, l'infiltration gagnant de proche en proche les cuisses et le bas-ventre, la scène se termine par une hydropisie ascite. Les malades meurent hydropiques ou dans le marasme le plus complet, à moins qu'une phlegmasie aiguë ne vienne avancer le terme d'une affection dont la durée peut s'étendre de deux ou trois mois à une ou deux années.

Cette description ne laisse rien à désirer sous le rapport de l'exactitude, et l'on y retrouve à peu près tous les phénomènes qui, le plus sou-

vent, précèdent et accompagnent le développement de l'hépatite chronique. Quant aux moyens
d'arriver à la connaissance des signes qui, dans
ce cas, appartiennent à l'inflammation du tissu
seul du foie, ils sont absolument les mêmes que
ceux dont je me suis servi pour déterminer les
traits caractéristiques de cette inflammation,
lorsqu'elle est aiguë : il est évident, en effet,
que, si du tableau que je viens de tracer on sépare tout ce qui est relatif à la gastro-entérite
et à la péritonite, il ne restera plus qu'une série
de symptômes qu'on ne pourra s'empêcher de
rapporter à la phlegmasie de l'appareil biliaire.
Ces symptômes, si l'on en excepte deux ou
trois (1), ne diffèrent de ceux de l'hépatite aiguë
qu'en ce qu'ils ne sont pas aussi prononcés ; mais
une chose qu'on n'aura pas manqué de remarquer, et sur laquelle il importe d'insister, c'est
qu'ils ne deviennent apparents qu'au bout d'un
temps plus ou moins long, et qu'on n'observe
ordinairement dans la première période de la
maladie que des phénomènes qui, pour la plupart, sont occasionés par une affection chroni-

____

(1) La dureté du foie, son augmentation extraordinaire de volume, les bosselures dont il est quelquefois
parsemé à sa surface.

que des voies digestives. Ce fait tient, je le dis
ici par anticipation, à ce que la forme de l'hépatite qui nous occupe dépend le plus communément d'une gastro-entérite.

L'hépatite chronique ne suit pas toujours la
marche que je viens de décrire ; elle s'en écarte
dans quelques cas, et il est constant qu'on a
rencontré des traces non équivoques de phlegmasie dans le foie chez des individus qui n'a-
vaient présenté, pendant la vie, aucun signe qui
pût faire présumer que cet organe était enflammé. Je me suis assuré, en parcourant les auteurs qui ont traité des affections de l'appareil
biliaire, que les abcès hépatiques dont on n'a-
vait pas même soupçonné l'existence avant la
mort dépendaient, pour la plupart, d'une hépatite chronique.

On a du s'apercevoir que je n'ai pas mis au
nombre des symptômes de l'inflammation aiguë
ou chronique du foie l'augmentation de volume
du lobe de Spigel, bien que plusieurs écrivains
prétendent que cette augmentation peut devenir
assez considérable pour constituer une tumeur
appréciable au palper, et la regardent comme
un des phénomènes qui surviennent le plus souvent dans l'hépatite. Les raisons qui m'ont déterminé à en agir ainsi sont qu'il est impos-

sible, pendant la vie, de sentir isolément le lobe de Spigel à travers les parois abdominales, et que jamais, aux ouvertures de cadavres, on n'a trouvé la tuméfaction de cette partie existant seule, c'est-à-dire indépendamment de celle du reste du parenchyme hépatique. Parmi les nombreux malades que M. Andral a eu occasion d'examiner à la Charité, aucun ne lui a offert ce genre d'altération, soit avant la mort, soit après.

Si nous récapitulons maintenant tout ce que j'ai dit jusqu'ici, nous verrons qu'il résulte de la discussion à laquelle je me suis livré 1° que l'irritation hépatique est caractérisée à son premier degré par les signes suivants : *amertume de la bouche, enduit jaune de la langue, goût de bile, selles bilieuses, quelquefois urine jaune, coloration en jaune du pourtour des lèvres et des ailes du nez ;* 2° que, lorsqu'elle a fait plus de progrès et que néanmoins elle n'en a pas fait assez pour se propager à des tissus autres que celui du foie, il y a de plus que dans le cas précédent : *sentiment de malaise, embarras dans la région hypocondriaque droite; douleur sourde, profonde, dans cette partie, ne se faisant ressentir d'abord que par la pression, et devenant ensuite continue ;* 3° que, lorsquelle est très in-

tense et que par conséquent elle s'est communiquée au péritoine et au tube digestif, l'ensemble
des phénomènes que détermine cette affection
multiple constitue le groupe de symptômes dont
j'ai parlé, page 12 ; mais que les signes qui appartiennent alors à l'inflammation propre du
parenchyme hépatique sont : *une douleur
sourde, profonde, répondant ordinairement à
la région hypocondriaque droite, mais ayant
son siége quelquefois dans la région épigastrique ou dans l'hypocondre gauche, et s'accompagnant d'un sentiment d'angoisse, de plénitude, de suffocation ; le décubitus difficile,
souvent impossible, sur le côté gauche ; l'amertume de la bouche, la couleur jaune de la langue,
la teinte jaunâtre des yeux ou de la peau ; les
selles blanches, ou bien des déjections bilieuses,
âcres, et plus ou moins abondantes ; l'urine jaune,
rare, ayant l'apparence de l'huile, déposant un
sédiment briqueté.*

Je ferai remarquer, au sujet de ces derniers
signes, c'est-à-dire de ceux qui, selon moi, sont
occasionés par l'irritation hépatique, quand elle
est très intense, qu'on aurait tort de croire qu'ils
doivent nécessairement se developper tous alors.
Non seulement il en manque toujours quelques
uns, même dans les cas les plus graves, mais

chacun en particulier est susceptible de man-
quer. Ceux qu'on rencontre le plus communément, et qu'on peut regarder comme pathognomoniques de l'hépatite , sont *la douleur et l'augmentation de volume du foie.*

La douleur dont il s'agit ici diffère essentielle-
ment de celle que détermine la péritonite sus-
hépatique : l'une , sourde , profonde , bornée à
la région du foie , n'est souvent appréciable que
par la pression ; l'autre , pongitive , lancinante ,
s'étend au côté , à l'épaule , au bras , et n'a
jamais besoin du toucher pour être distinguée.
Tant que la première se fait seule ressentir , il
n'y a que l'organe sécréteur de la bile qui soit
affecté ; lorsque , au contraire , la seconde a lieu ,
le péritoine sus-hépatique et le parenchyme sous-
jacent sont enflammés.

L'augmentation de volume du foie indique
constamment un état pathologique de ce viscère.
La simple vue suffit dans certains cas pour reconnaître une tumeur hépatique ; il n'est pas très
rare même de trouver des malades chez qui le
bord tranchant du foie se dessine parfaitement à
travers les parois abdominales. Mais , en général , la vue ne suffit pas pour constater l'existence de ces sortes de tumeurs , et l'on est obligé
de recourir au palper , qui seul peut donner une

idée exacte de leur consistance et de leurs dimensions.

Ce moyen, sans doute, ne fournit pas toujours des renseignements nombreux, et il y a
des circonstances où l'on ne découvre rien autre
chose, en comprimant le bas-ventre, qu'une
résistance inégale des deux côtés de la ligne
blanche. Mais alors même il contribue à éclai-
rer le diagnostic et l'on aurait tort de le négliger. Supposons, par exemple, que chez un
individu qui présente les signes de ce qu'on appelle *embarras gastrique bilieux, fièvre bilieuse*, etc., les parois abdominales conservent
leur souplesse naturelle dans l'hypocondre gauche, tandis que, dans l'hypocondre droit, elles
sont tendues et résistent à la pression : eh bien,
on aura dans cette donnée que procure le toucher un motif de plus de penser que l'affection
qu'on a à traiter se trouve compliquée d'une irritation du foie.

Pour retirer tous les avantages possibles du
palper, il faut que le malade soit tour à tour
assis, debout, ou couché tantôt sur le dos, tantôt sur l'un ou l'autre hypocondre. Ces diverses positions seront donc prises successivement par le malade, et dans chacune d'elles on
appliquera la main au-dessous des fausses côtes,

et l'on pressera d'avant en arrière dans tous les points de la région hypocondriaque ; on explorera ensuite de la même façon les autres parties de l'abdomen. Si, en procédant de la sorte, on ne réussit pas à circonscrire la tumeur dont on reconnaît néanmoins l'existence, on étendra et l'on rapprochera les uns des autres tous les doigts, à l'exception du pouce, et l'on aura soin, en replaçant la main sur l'hypocondre, que le bord externe de l'indicateur touche dans toute sa longueur les parois abdominales. La main étant ainsi disposée, on la poussera d'avant en arrière, puis on la portera brusquement de bas en haut, en rapprochant son bord cubital du bas-ventre, et en pressant toujours dans cette nouvelle direction avec son bord radial. De cette manière, non seulement on parviendra souvent à déterminer les limites du bord tranchant du foie, mais on pourra distinguer si la surface de ce viscère est lisse, uniforme, ou si elle présente des élévations insolites, des bosselures, des enfoncements, etc.

Il arrive quelquefois que l'organe qui élabore la bile se fait sentir en même temps dans l'hypocondre droit, à l'épigastre et dans l'hypocondre gauche. Le diagnostic n'offre presque jamais alors beaucoup de difficultés, parce que

très fréquemment, en pareille occurrence, la vue
vient ajouter aux lumières fournies par le toucher. D'autres fois la tumeur formée par le parenchyme hépatique se borne à l'épigastre ou s'a-
vance plus ou moins dans l'hypocondre gauche.
Lorsqu'elle occupe l'une ou l'autre de ces régions,
et qu'elle est nulle dans l'hypocondre droit (1),
on peut la confondre, dans le premier cas, avec
une tumeur de l'estomac, et dans le second avec
une tumeur de l'estomac ou de la rate. Les tumeurs hépatiques situées à l'épigastre se distinguent de celles du ventricule en ce qu'elles sont
beaucoup moins mobiles, qu'elles peuvent être
presque toujours suivies derrière les côtes, qu'on
les limite exactement du côté de l'hypocondre
gauche, tandis qu'à droite elles disparaissent
d'une manière insensible, sans qu'il soit possible de préciser le lieu où elles se terminent.
Quant aux tumeurs formées par la rate, il suffit

---

(1) Cela a lieu, dit M. ANDRAL, lorsque le foie s'est
inégalement développé, et que le lobe gauche est dans
un état d'hypertrophie auquel ne participe point le lobe
droit. (*Clinique médicale,* tome IV, page 3o.) La plupart des détails dans lesquels je viens d'entrer sur la
manière de pratiquer le palper appartiennent au même
auteur.

de réfléchir que leur direction est oblique de haut en bas et de gauche à droite, et que celle des tumeurs qui dépendent du gonflement du lobe gauche du foie est horizontale et de droite à gauche, pour éviter toute espèce de méprise.

J'ajouterai, pour compléter la séméiologie de l'irritation du foie, que quelques auteurs ont prétendu que ce viscère, devenu volumineux et dur par suite de la phlegmasie chronique de son parenchyme, pouvait être soulevé en entier par les battements de l'aorte, et en imposer pour un anévrisme. Je n'insiste pas sur ce fait, parce qu'il n'est pas probable qu'un esprit judicieux soit jamais embarrassé pour porter un jugement en pareille occurrence. On a vu le foie enflammé occuper la région ombilicale, les flancs toucher la crête iliaque, descendre même jusque près du pubis. Cet organe peut aussi faire tumeur soit à l'épigastre, soit dans l'un ou l'autre hypocondre, et cependant n'être pas malade. Cela a lieu le plus souvent lorsqu'un épanchement formé dans la plèvre du côté droit est assez considérable pour refouler en bas le diaphragme, et en même temps le foie, qui descend alors plus ou moins au-dessous des côtes. M. ANDRAL parle d'une tumeur enkystée, développée entre le rein et le foie, qui avait fait subir à ce dernier une sorte de mouvement de bascule, en vertu duquel le foie repoussé de l'hypocondre droit et fortement incliné de haut en bas, de droite à gauche et d'arrière en avant, faisait pendant la vie une saillie très prononcée dans l'hypocondre gauche. On conçoit sans peine que dans cette circonstance il était en quelque sorte impossible de ne pas regarder la tumeur comme produite par un état pathologique du foie ; l'autopsie cadavérique prouva pourtant qu'il n'en était rien. Il est un autre cas qui n'a été indiqué que par M. BOISSEAU, et que je signalerai avant de passer outre : suivant ce médecin, le rein droit peut se déplacer, se porter en avant au-dessous des fausses côtes, et représenter à merveille la saillie que forme le foie quand il est tuméfié. « On reconnaît, dit-il, que la tumeur n'appartient pas à ce dernier viscère, parce qu'elle disparaît si le rein est refoulé à sa place, quand les intestins sont distendus par des gaz. Nous n'avons observé qu'un seul cas de ce genre ; mais il a induit en erreur les praticiens les plus distingués, qui sont, pour l'ordinaire, toujours prompts à décider les problèmes les plus difficiles du diagnostic (1). »

---

(1) *Dictionnaire abrégé des sciences médicales,* tome IX, page 20.

On a également beaucoup discuté sur la difficulté qu'il y a quelquefois de distinguer l'hépatite superficielle de la pleurésie. Mais je ferai
remarquer à ce sujet que la phlegmasie du foie,
lorsqu'elle est très intense, se communique
presque toujours au diaphragme et à la portion
de la plèvre qui lui correspond, et que récipro-
quement l'irritation aiguë de la plèvre sus-diaphragmatique se propage souvent au péritoine
et au parenchyme hépatique (1). Dans ces deux
circonstances, les symptômes de l'un et de l'autre de ces états pathologiques se trouvent réunis,
et la distinction qu'il importe le plus d'établir
n'est pas celle des phénomènes morbides, mais
bien celle des organes qui ont été les premiers
affectés. C'est donc à ce dernier résultat qu'on
doit alors s'efforcer d'arriver. Or on y parviendra facilement en s'aidant de signes com-
mémoratifs, et en tenant compte de l'intensité
respective de ceux qui existent actuellement, si
l'on n'a été appelé qu'à une époque avancée de
la maladie; dans le cas contraire, il ne faut

---

(1) La première de ces assertions se trouve démontrée
par les observations que j'ai déjà rapportées; pour ce qui
concerne la seconde, elle le sera par un fait que je ci-
terai à l'article *Ætiologie*.

qu'être attentif au développement successif des accidents. Quant à la pleurésie costale, ou, en d'autres termes, l'inflammation qui occupe une partie plus ou moins étendue du feuillet de la plèvre qui recouvre les côtes, il suffit, pour éviter une méprise, d'explorer avec soin la poitrine, de recourir à la percussion et à l'auscultation, d'examiner si la respiration s'opère seulement par le moyen des côtes, ou si, les parois du thorax étant immobiles, elle ne se fait que par l'abaissement du diaphragme, et de s'assurer s'il n'existe pas des signes qui dénotent que la bile est sécrétée en plus grande quantité que de coutume. Moyennant ces précautions, le praticien qui aura eu occasion d'observer la variété de la pleurésie dont il s'agit réussira toujours à la distinguer de l'hépatite.

TERMINAISONS.

Les pathologistes, n'ayant connu l'irritation hépatique que lorsqu'elle a revêtu la forme inflammatoire, n'ont parlé que des désordres organiques qu'on trouve à la suite de l'hépatite. Mais, comme je l'ai démontré, l'irritation du foie peut exister à un degré où elle ne constitue pas encore une phlegmasie. Or, dans ce cas, elle est susceptible aussi de détermi-

ner des lésions de texture qu'il importe de connaître, et que je décrirai même les premières,
pour me conformer au plan que je me suis tracé.

Il arrive fréquemment que l'organe qui élabore la bile grossit d'une manière lente, insensible, sans cause appréciable, comme on le dit
communément, et acquiert ainsi des dimensions
infiniment au-dessus de celles de l'état normal.
Si l'augmentation de volume ne consiste alors
que dans un développement surabondant du
parenchyme, sans altération de structure, il y
aura ce qu'on oppelle une *hypertrophie*. Si, au
contraire, elle présente tous les caractères de
l'*obstruction* (1), le foie sera devenu le siége
de productions morbides qu'on ne pourra bien
déterminer qu'après la mort. Mais, quelle que
soit la nature des changements survenus dans ce

---

(1) Les anciens médecins donnaient le nom d'obstruction du foie à l'état de ce viscère devenu très volumineux, altéré dans sa texture et remplissant mal ses fonctions. Ces trois conditions morbides étaient attribuées
par eux à l'*obstruction* des vaisseaux et des pores hépatiques. Aujourd'hui, que l'anatomie pathologique est
plus avancée, nous savons qu'elles sont dues à des lésions organiques qu'on appelle *tubercules, cyrrhoses,
mélanoses, squirrhe, encéphaloïde,* etc.

viscère, on ne saurait en attribuer l'origine qu'à
l'irritation, je ne balance pas même à établir
qu'ils ne sont dans ce cas que le résultat de l'irritation hépatique, qui, bien que n'étant encore qu'à son premier degré, dure depuis long-
temps ou s'est renouvelé souvent. Que si l'on
me demande la preuve de ces deux assertions,
je répondrai qu'elles ont à peine besoin d'être dé-
montrées pour l'hypertrophie hépatique. Quelle
que soit, en effet, l'idée qu'on se forme de cet
état du foie, il est impossible qu'on ne le regarde
pas comme de nature sthénique, et par conséquent comme un produit de l'irritation. D'un
autre côté, il est évident que, puisque la plupart
des auteurs n'entendent, par le mot *hypertrophie*, *que le développement surabondant, mais
lent, d'un tissu, sans altération de structure* (1),
il est évident, dis-je, que l'augmentation de
volume d'une partie n'est, dans cette circonstance, ni l'effet d'une inflammation aiguë, qui
marche toujours avec rapidité, ni celui d'une
phlegmasie chronique, qui n'est jamais d'une
longue durée sans occasioner dans les organes
parenchymateux surtout des lésions de texture

---

(1) *Dictionnaire abrégé des sciences médicales,*
tome IX, page 365.

plus ou moins variées. Si donc l'hypertrophie du foie ne dépend pas d'un état de surexcitation porté au degré de la phlogose, et que, néanmoins, elle soit due à l'irritation, il faudra nécessairement qu'on m'accorde qu'elle n'est qu'une forme ou plutôt qu'une terminaison du premier degré de cette dernière.

Quant aux productions diverses qui ont reçu le nom d'obstruction, il n'est guère de médecins aujourd'hui qui ne les regardent comme provenant le plus ordinairement d'une phlegmasie chronique. Dans le cas qui nous occupe, les signes de l'inflammation n'ont pas existé sans doute ; mais, si l'on réfléchit que, toutes les fois que l'organe qui sécrète la bile reçoit une somme d'excitation plus considérable que de coutume, et que cette excitation n'est pas cependant assez forte pour l'enflammer, il en résulte constamment un accroissement de l'action des tissus lymphatiques, absorbants, cellulaires et autres qui composent ce viscère, il ne répugnera nullement d'admettre que c'est ce surcroît de vie, qui n'est autre chose que le premier degré de l'irritation hépatique, qui produit alors une nutrition vicieuse, exagérée, et donne lieu à ces engorgements blancs, à ces dégénérescences organiques, que Laennec qualifie d'accidentelles et de sans analogues.

Il demeure donc prouvé que le premier degré de l'irritation hépatique est susceptible de se terminer par l'hypertrophie ou l'obstruction du foie. On m'objectera peut-être qu'il est difficile de concevoir qu'une même cause puisse avoir des résultats aussi diamétralement opposés ; mais ce fait tient uniquement à la différence des constitutions individuelles. L'expérience atteste, en effet, que les sujets sanguins, bilieux ou bilioso-sanguins, contractent plutôt une hypertrophie que des tubercules. Les obstructions surviennent de préférence, au contraire, chez les personnes qui ont beaucoup d'humeur, en qui la disposition aux scrophules est manifeste, qui, en un mot, sont douées d'un tempérament lymphatique bien prononcé.

L'hypertrophie hépatique peut être générale ou partielle. Lorsqu'elle est générale, la masse totale du foie se trouve augmentée, mais la configuration primitive de ce viscère reste la même ; lorsqu'elle est partielle, au contraire, l'augmentation de volume n'ayant lieu que dans une portion plus ou moins étendue de l'organe, la forme normale de celui-ci est plus ou moins changée. Dans l'un et l'autre cas, le parenchyme hépatique n'est nullement altéré dans sa structure : sous un volume donné, il contient plus de parties solides, il a plus de densité : voilà tout.

Le nom d'obstruction du foie ayant été donné, comme on l'a vu dans l'avant-dernière note, à des tumeurs différentes, c'est en parlant de ces tumeurs qu'il convient de traiter de leurs caractères. Je me bornerai pour le moment à dire qu'il y a une très grande différence entre l'hypertrophie et l'obstruction du foie : dans la première, l'organe n'a fait qu'acquérir un surcroît de vie, un développement plus considérable ; dans l'autre, son parenchyme n'offre pas seulement une augmentation de volume, il est désorganisé.

Les divers modes de terminaison de l'hépatite aiguë sont absolument ceux de toutes les autres inflammations.

La résolution a lieu pour l'ordinaire lorsque le traitement est bien dirigé dès le début et que la maladie est légère. Elle a lieu aussi, mais très rarement, quand les signes qu'on a regardés jusqu'à présent comme pathognomoniques de l'hépatite se sont développés, ou, en d'autres termes, quand il y a inflammation simultanée du tube digestif, du foie et du péritoine. C'est à ce dernier cas qu'il faut rapporter tout ce que les auteurs ont avancé sur le genre de terminaison qui nous occupe, parce que l'état morbide qu'ils nommaient hépatite n'est autre chose, ainsi que je l'ai démontré, qu'une gastro-hépato-péritonite. Je ne dirai pas avec eux que la résolution s'effectue alors du septième au dixième jour, parce qu'il est certain qu'elle s'opère souvent beaucoup plus tard. Je ne dirai pas non plus que les accidents qui la déterminent communément sont : une hémorrhagie nasale, le rétablissement des menstrues, un flux hémorrhoïdal, des urines abondantes, une sueur copieuse, une diarrhée modérée, lorsque la phlegmasie se borne à la partie convexe du foie; et des déjections bilieuses, des sueurs, quelquefois même des vomissements, lorsqu'elle occupe la face concave. Outre que cette manière de voir repose sur une distinction (1) qui n'est nullement rationnelle, elle présente cela de vicieux, que les phénomènes appelés critiques, auxquels on attribue la guérison, n'en sont presque toujours que le résultat. C'est ainsi que les sueurs, les urines sédimenteuses, qu'on observe à la suite de la gastro-hépato-péritonite, ne sont en général que l'effet de la disparition subite de celle-ci : la peau était sèche, la sécrétion urinaire suspendue ou diminuée,

____

(1) La division de l'hépatite en superficielle et en profonde.

parce que plusieurs organes enflammés s'oppo-
saient par leur souffrance à la libre excrétion
des urines et des sueurs. Ces liquides ont tout à
coup été sécrétés en grande abondance, parce
que les parties affectées sont rentrées dans l'état
normal, et leur quantité dans un temps donné a
dû être proportionné à la rapidité avec laquelle le
retour à la santé s'est opéré. On pourrait en dire
autant de l'épistaxis, du rétablissement des menstrues, du flux hémorrhoïdal, qui, le plus souvent,
ne surviennent que chez les individus qui, dans
l'état physiologique, les éprouvent naturellement et avec facilité. Ces derniers accidents
pourtant paraissent exercer ici une influence
plus marquée que les autres, et l'on ne saurait
disconvenir que la résolution n'ait été quelquefois due soit à une hémorrhagie par la narine
droite, soit à une perte de sang considérable par
l'anus ou par la vulve.

Si l'on en jugeait par les longs articles que les
pathologistes ont consacrés aux abcès du foie,
on pourrait croire que ce viscère devient souvent
le siége d'une collection purulente; mais l'observation prouve que cela n'arrive que fort rarement. Quoi qu'il en soit, voici à quoi se réduisent les principales notions que nous possédons à cet égard : la suppuration s'établit en

général à la face convexe, du moins ce n'est
guère que dans cette circonstance qu'on peut,
pendant la vie, parvenir à reconnaître qu'elle
existe. Les jeunes sujets et les hommes sont plus
exposés à ce mode de déterminaison que les
femmes et les vieillards. Les signes qui annoncent que le travail suppuratoire a commencé
sont les suivants : chaleur incommode et sentiment de pesanteur dans l'hypocondre, soif très
vive, gêne de la respiration, alternatives de
sueurs et de frissons, exacerbations vers le soir,
chaleur de la paume des mains, sommeil agité.
Lorsque le pus se fait jour au travers des parois
abdominales, la peau présente dans la région
hypocondriaque droite un empâtement plus ou
moins étendu, et si l'abcès est très considérable,
il peut y avoir soulèvement des côtes inférieures,
ou même fluctuation appréciable au toucher.
Le malade ressent des pulsations dans l'organe
affecté ; il se couche difficilement sur l'un ou
l'autre côté, et préfère le décubitus sur le dos.
Enfin, lorsque la suppuration est profonde et
très avancée, des sueurs abondantes succèdent
pour l'ordinaire aux paroxysmes nocturnes ; il
se forme un épanchement d'eau dans le bas-ventre, et le membre inférieur droit se gonfle et
s'œdématise. La plupart de ces symptômes of-

frent, comme on voit, tant d'incertitude, qu'il n'y a, à proprement parler, que l'empâtement, le soulèvement des côtes, et surtout la fluctuation, qui permettent d'annoncer positivement le mode de terminaison qui nous occupe. On serait cependant fondé, selon moi, à diagnostiquer un abcès hépatique, si, malgré l'absence de ces trois phénomènes, tous les autres, ou du moins les principaux, se trouvaient réunis chez un individu évidemment atteint d'une hépatite aiguë.

Le pus ne se fraie pas toujours une issue au-dessous des fausses côtes, comme tout porterait à le penser d'abord : il existe des faits qui prouvent qu'il peut pénétrer au travers du diaphragme et des muscles intercostaux, et se faire jour sur les fausses côtes. D'autres fois, il se pratique une route entre les muscles et la peau qui les recouvre, ou entre les muscles seulement, pour aller former un abcès par congestion à l'aisselle ou dans la région dorsale : on l'a vu alors percer le diaphragme, fuser entre ce dernier et la plèvre sus-diaphragmatique, et gagner ainsi l'une des parties que je viens de nommer, sans pénétrer dans la poitrine. Mais ces sortes de cas sont infiniment rares, et il est plus ordinaire que la matière purulente, après avoir traversé le diaphragme , s'introduise dans la cavité de la plèvre et s'y accumule. C'est pour un épanchement de cette nature que MORAND fit l'opération de l'empyème , et parvint à sauver son malade. On cite encore des exemples du passage du pus dans le parenchyme du poumon et de son expulsion par l'expectoration ; ce fait a été observé chez un médecin très distingué de la capitale : « on tient de lui-même qu'à l'instant où l'expectoration va s'établir , le sujet éprouve absolument la même sensation que s'il avait la bouche remplie d'excréments ; les matières qui sont ensuite expectorées produisent le même effet à leur passage dans la bouche , pendant un temps assez prolongé (1) ».

Ce n'est pas toujours , au reste , vers la poitrine que la suppuration se dirige en pareille occurrence : on la voit aussi se procurer une entrée dans l'intérieur de l'abdomen , ou pénétrer tantôt dans l'estomac, qui s'en débarrasse par les vomissements, tantôt dans le colon transverse, ou dans la seconde courbure du duodénum. Lorsque la collection de pus se vide dans les voies digestives , la guérison est possible ; les

____

(1) *Dictionnaire abrégé des sciences médicales ,* tome IX , page 9.

auteurs en citent des exemples. Mais, si l'épanchement s'effectue dans la cavité péritonéale, la mort en est en quelque sorte la suite inévitable. J'ajouterai que les abcès hépatiques ne s'ouvrent jamais soit dans la poitrine, soit dans le tube alimentaire, soit au-dessous des fausses côtes, qu'après avoir contracté des adhérences avec les tissus qui leur correspondent dans ces divers points. Cette règle n'offre qu'une seule exception : elle est relative au cas où le pus corrode le canal hépatique, et gagne par cette voie le duodénum.

.Le pus des abcès du foie peut-il être résorbé, puis expulsé par l'urine, ou transporté dans l'épaisseur de la cuisse, de la jambe, ou de toute autre partie du corps ? Cette opinion, généralement admise par les médecins du siècle précédent, n'a conservé que très peu de partisans aujourd'hui. Il n'est guère possible, en effet, de croire que des collections purulentes dont le siége était évidemment dans le foie aient quelquefois disparu subitement, et surtout que le liquide qu'elles contenaient ait été résorbé et déposé en nature, sans plus ni moins, sur un autre organe. Mais une chose qui paraît mieux prouvée, c'est que l'hépatite qui n'est pas venue encore à suppuration peut se dissiper ou diminuer considérablement sous l'influence de l'irritation d'un autre organe. Ce cas est plus fréquent qu'on ne pense : souvent, lorsqu'on se félicite du soulagement qu'on a procuré au malade, on voit tout à coup se manifester du délire, une phlegmasie violente de l'arachnoïde et de la pulpe cérébrale se déclare, la mort a lieu. Qu'est-il arrivé alors ? rien autre chose qu'un déplacement d'irritation. J'examinerai plus tard si ce déplacement dépend des sympathies que le foie enflammé a pu exciter dans le cerveau, ou s'il ne tient pas à la coexistence de la gastro-entérite, qui complique toujours l'hépatite dans cette circonstance, et qui, comme on sait, ne parvient jamais à un très haut degré d'intensité sans déterminer une irritation plus ou moins forte de la substance encéphalique et des méninges.

L'un des effets constants de l'irritation du foie est d'appeler dans ce viscère une plus grande quantité de sang que de coutume, et la congestion qui se forme dans ce cas est d'autant plus considérable que la cause qui la produit est plus intense. C'est ainsi qu'il n'est pas rare que chez des individus morts d'une gastro hépato-péritonique aiguë on trouve le foie très gros et extrêmement gorgé de sang. Comme on ne peut s'empêcher alors de rapporter ces désordres à la phlegmasie aiguë du parenchyme hépatique, j'ai cru devoir les mettre au nombre des caractères anatomiques de cette dernière.

Rien n'autorise sans doute à nier la possibilité de la terminaison par gangrène de l'hépatite; mais ce fait a été admis plutôt par analogie que parce qu'on l'a réellement observé. Ce qui me porterait surtout à émettre cette opinion, c'est que les écrivains de nos jours n'en citent aucun exemple, et que nous devons nous méfier des assertions des anciens médecins anatomistes, qui s'empressaient de déclarer gangréné tout viscère dont une partie avait pris une couleur noire ou était devenue friable.

L'hépatite aiguë est susceptible encore de passer à l'état chronique, et ce mode de terminaison doit même être le plus commun : car, outre que cela arrive souvent lorsqu'on est appelé trop tard, qu'on est trop timide dans l'emploi des moyens appropriés, on l'observe surtout quand l'inflammation du foie dépend d'une lésion gastro-intestinale ou d'une irritation du péritoine, ce qui, comme je le prouverai plus bas, a presque toujours lieu. Que cette phlegmasie, au reste, soit devenue chronique de cette manière, ou qu'elle ait pris cette marche en commençant, elle peut avoir pour résultat, dans l'une et l'autre de ces circonstances, une foule d'altérations organiques sur lesquelles je ne ferai que jeter un coup-d'œil rapide, parce qu'il est parfaitement inutile, selon moi, de décrire minunutieusement des lésions de texture dont l'existence ne saurait être constatée qu'après la mort, et qui, fussent-elles mieux connues pendant la vie, n'en seraient pas plus susceptibles de guérison.

On a vu quelquefois des abcès à l'hypocondre droit survenir à la suite de l'hépatite chronique ; ce fait même a été observé lorsque l'organe qui sécrète la bile avait déjà subi une dégénérescence cancéreuse. La suppuration n'est donc pas exclusivement une terminaison de l'hépatite aiguë : seulement, dans ce dernier cas, la collection purulente se forme avec beaucoup de rapidité ; le liquide qu'elle contient est blanc, épais comme celui du phlegmon ; tandis que dans l'autre la tumeur ne se ramollit que fort lentement, et donne lieu à la formation d'une sanie rougeâtre, semblable à de la lie de vin.

Lorsque l'hépatite chronique dure longtemps, le foie acquiert presque toujours un volume considérable, et cette augmentation peut aller jusqu'au double et même au triple de sa grosseur et de son poids. Il arrive souvent alors que cet organe passe à l'*état graisseux* , c'est-à-dire qu'il devient soit d'une couleur rouge-jaunâtre, soit d'un blanc fauve; que la section graisse l'instrument qui l'opère, et qu'un papier frotté avec un morceau de parenchyme prend l'aspect d'un papier huilé. Un foie gras a en outre une pesanteur spécifique moindre que dans l'état sain ; il conserve l'empreinte du doigt qui le comprime ; il a peu de consistance , et se déchire au plus léger effort.

M. Louis a rencontré la transformation graisseuse du foie sur la troisième partie des phthisiques dont il parle dans son ouvrage. Ses observations l'ont même conduit à établir que l'affection qui nous occupe existe presque uniquement chez les individus atteints de phthisie, en sorte qu'on peut , jusqu'à un certain point , la considérer comme une dépendance de cette dernière espèce de lésion.

Suivant lui, le sexe influe beaucoup sur le développement de la dégénérescence graisseuse du foie ; sur quarante - neuf cas de foie gras , dix seulement étaient relatifs aux hommes.

Cet auteur se croit également autorisé à admettre que le passage du foie à l'état gras peut, dans certaines circonstances, prendre la marche aiguë. Cette proposition est fondée sur un seul fait, qui encore n'est pas concluant, car rien ne prouve que, dans le cas dont il s'agit, le foie n'était pas malade avant que l'état morbide qui occassiona la mort se manifestât.

Je n'ai pas hésité à mettre la transformation graisseuse du foie au nombre des terminaisons de l'irritation hépatique, parce que les maladies dans le cours desquelles on l'a observée jusqu'à cette époque sont des affections irritatives, et qu'il est raisonnable de penser que, dépendant d'une cause sthénique, elle doit être elle même de nature sthénique.

Les masses adipocireuses qui se forment dans le foie n'indiquent, à mon avis, que le degré le plus élevé de l'état graisseux de ce viscère. Je sais bien qu'on pourra m'objecter que l'adipocire offre la plus grande analogie avec ce qu'on appelle *gras de cadavre*, ou, en d'autres termes, avec la nouvelle combinaison des principes qui constituaient nos tissus; mais cette circonstance ne prouve rien contre ma manière de voir : elle tient uniquement au degré d'ancienneté du mal, aux progrès plus ou moins grands qu'il a faits.

BAYLE comprenait, sous le nom de tubercules du foie, la plupart des lésions de texture de cet organe qu'on appelle aujourd'hui dégénérescences ou productions pathologiques. LAENNEC, au contraire, les a séparées, et en a fait autant d'entités morbides particulières. C'est en cela seulement que diffèrent les deux chefs de la doctrine du fatalisme : car du reste ces médecins s'accordent à regarder les altérations de ce genre comme provenant d'un germe, ou comme se développant on ne sait comment, ce qui n'est guère plus significatif. Mon intention n'est point de faire sentir ici tout ce qu'une pareille théorie a de gratuit et d'hypothétique ; mais j'examinerai, ou plutôt je me bornerai à indiquer, l'une après l'autre, les dégénérations de cette nature que le foie est susceptible d'offrir.

Les tubercules du foie consistent tantôt en des masses inégales, bosselées, d'un blanc jaunâtre ou verdâtre, d'un volume variable, depuis celui d'un pois, d'une noisette, jusqu'à celui du poing ; tantôt en des granulations miliaires qui peuvent exister pêle mêle avec les précédentes, mais qu'on rencontre ordinairement à la superficie du parenchyme, immédiatement au-dessous des membranes du foie.

Les tubercules hépatiques sont en général peu nombreux ; dans quelques cas pourtant leur multiplicité est prodigieuse, ils sont rassemblés en grappes ou chapelet, et parfois si serrés, qu'ils s'aplatissent et se moulent les uns sur les autres. Cette dégénérescence, du reste, est beaucoup moins fréquente qu'on ne le pensait dans le siècle dernier ; et quoique, après les poumons et le mésentère , le foie soit le viscère qui en est le plus souvent atteint, il est sûr qu'on ne l'y observe que fort rarement.

Les mélanoses du foie ne sont, comme celles qu'on trouve ailleurs , que des tubercules qui, chez quelques individus , et surtout chez les vieillards , ont pris une couleur noire.

« Les mélanos , dit M. BROUSSAIS, doivent leur couleur noire tantôt à du sang altéré , tantôt à la matière noire du poumon , d'autres fois à un principe colorant qui n'est pas bien connu, mais qui se montre souvent dans les anciens foyers d'irritation qui occupent les viscères de la poitrine et du bas-ventre. Les mélanoses peuvent être composées de lymphe, de fibrine avec son cruor , de gélatine , d'albumine , quelquefois même de graisse dégénérée; enfin, l'on n'y retrouve que les formes connues de la matière animale qui compose le corps , et nous ne comprenons pas pourquoi l'on veut en faire des productions sans causes productrices appréciables(1). »

____

(1) *Annales de la médecine physiologique.*

Laennec a donné le nom de cyrrhoses à des concrétions granuleuses d'un jaune roux qui sont susceptibles de se développer dans des organes autres que le foie, mais qu'on rencontre principalement dans ce dernier.

« Les cyrrhoses qui surviennent dans le parenchyme hépatique forment ordinairement, dit Laennec, des petites masses dont le volume ne surpasse jamais celui d'un noyau de cerise, et quelquefois égale à peine celui d'un gros grain de millet. Ces masses sont toujours extrêmement nombreuses, et tout le tissu du foie en est parsemé. Leur petitesse fait que, lorsqu'on incise un foie dans lequel il en existe un grand nombre, son tissu paraît, au premier coup d'œil, homogène et d'une couleur jaune-fauve, assez semblable à celle qu'on nomme communément cuir de botte. Mais, si l'on examine plus attentivement le tissu hépatique, on s'aperçoit facilement qu'il est rempli d'une innombrable quantité de corpuscules assez semblables, pour l'aspect, à ces lobules de graisse durcie et roussâtre que l'on trouve communément dans le tissu cellulaire sous-cutané de la cuisse et de la jambe des sujets attaqués d'anasarque. Ces petites masses sont quelquefois unies très intimement au tissu du foie ; mais assez souvent elles en sont séparées par une couche mince de tissu cellulaire qui leur forme une enveloppe ténue., et alors ils se détachent assez facilement. »

Une particularité assez extraordinaire, et sur laquelle je dois insister, c'est que tout foie qui coutient des cyrrhoses présente constamment une plus ou moins grande diminution de volume. Sa surface extérieure paraît en outre plissée, rugueuse, et ratatinée à peu près comme une pomme flétrie.

M. ANDRAL a avancé, dans sa *Clinique médicale*, que la lésion organique qu'on appelle cyrrhose n'est autre chose qu'une hypertrophie de la substance blanche du foie. Mais ce n'est là qu'une hypothèse, qui repose elle-même sur une hypothèse, l'existence dans le foie de deux substances, l'une blanche et l'autre rouge (1); il suffit, d'ailleurs, de réfléchir que les cyrrhoses peuvent se développer dans des organes autres

____

(1) Tous les anatomistes ne pensent pas que le foie soit composé de deux substances; on peut même dire qu'il n'y en a que trois ou quatre qui professent cette opinion, et encore font-ils observer que les substances dont il s'agit ne sont distinctes dans l'état normal que pour celui qui les a rémarquées lorsque la maladie les a rendues plus saillantes.

que le foie, pour s'apercevoir que l'opinion que je combats n'est pas admissible.

Les cyrrhoses ne diffèrent, selon moi, des tubercules que par la couleur ; comme eux elles forment des masses de grosseur variée ; comme eux elles existent à l'état de crudité et de ramollissement : tout porte à croire que ces deux productions morbides sont de même nature et proviennent des mêmes causes.

Le foie peut encore devenir squirrheux et passer à l'état d'encéphaloïde, qui, comme on sait, n'est que le dernier degré du cancer.

Telles sont à peu près les productions diverses qui, dans ces derniers temps, ont reçu le nom de tissus accidentels et sans analogues. J'ai cru pouvoir me dispenser de les soumettre à un examen plus approfondi, non seulement par rapport à ce que j'ai dit, page 77, mais parce que ces sortes de lésions ont pour propriété spéciale d'être absolument identiques, quel que soit le lieu où elles aient leur siége, et que par conséquent les tubercules blancs, jaunes ou noirs, le squirrhe et l'encéphaloïde du foie, ne doivent pas présenter d'autres caractères que ceux qui se rencontrent dans les autres organes. Je n'ai pas balancé ensuite à leur attribuer une origine commune (*l'irritation*), parce que les méde-

cins qui ne partagent pas le sentiment de
M. Broussais sur ce point de pathologie semblent s'être rangés de l'avis de M. Andral, qui
pense 1° que les tubercules, les mélanoses et le
cancer du foie sont de véritables productions
nouvelles déposées par voie de sécrétion dans le
parenchyme hépatique ; 2° que la cyrrhose n'est
autre chose qu'une hypertrophie de la substance
blanche du foie (1), et que, si l'on se souvient
d'ailleurs de l'explication que j'ai donnée de la
manière dont toutes ces altérations organiques
se forment, lorsque rien n'annonce chez les
malades que le foie ou les viscères environnants
sont enflammés, on m'accordera sans peine qu'il
est toujours possible de démontrer que l'irritation a présidé à leur développement.

—————————————————————————

- (1) Suivant M. Andral, les tubercules sont toujours la
suite d'une inflammation chronique ; mais la matière
tuberculeuse n'est qu'un pus d'une nature spéciale, qui,
disséminé, infiltré dans les tissus ou rassemblé en foyer,
se durcit par l'absorption des parties les plus ténues,
jusqu'à ce qu'une recrudescence vienne le ramollir et le
fondre par la sécrétion d'une matière liquide.

Quant aux mélanoses et au cancer, il les regarde également comme des produits de sécrétions morbides, mais
il ajoute pour les mélanoses qu'il y a dans ce cas une
sorte de dépôt du principe colorant du sang et de la
la fibrine, tous deux dans un état particulier.

Il est une autre espèce de lésion organique qu'on ne saurait s'empêcher de regarder comme provenant des mêmes causes que les tubercules : je veux parler de *l'hydropisie enkistée* du foie. Tous les kistes, en effet, sont des membranes de nouvelle formation qui surviennent à la suite d'une inflammation évidente, ou au moins d'un commencement d'irritation. Au surplus, les collections aqueuses ou séreuses du foie sont extrêmement rares, et nous possédons si peu de données sur les phénomènes qui les distinguent pendant la vie, qu'on ne peut en reconnaître l'existence qu'à l'ouverture du cadavre.

Quant à l'hydropisie hydatique du foie, que les auteurs prétendent être beaucoup plus commune que la précédente, si l'on réfléchit *qu'il existe entre les kistes ou vésicules séreuses qui tiennent au tissu cellulaire par leur surface externe et les vers hydatiques des transitions insensibles entre lesquelles il est très difficile d'établir une démarcation tranchée* (1), on sera très porté à penser avec moi que la mole hydatique ou en grappes et les trois espèces d'acéphalocystes dont l'animalité, suivant Béclard, peut

____

(1) *Dictionnaire de médecine* en 18 vol., tome XII, page 529.

encore être révoquée en doute, appartiennent aux kistes, et ne sont par conséquent, dans le cas qui nous occupe , qu'un résultat de l'irritation hépatique. Une autre chose qui ne contribue pas peu à me confirmer dans cette opinion , c'est qu'il existe souvent une identité parfaite de symptômes et de causes occasionelles entre l'hydropisie hydatique du foie et la plupart des altérations organiques dont je viens de parler. C'est ainsi que, sur quatre individus observés à la Charité , chez lesquels le point de départ de l'affection du foie semblait avoir été également une violence extérieure , et chez lesquels il y avait eu également , au début de la maladie , douleur dans la région hépatique , le premier offrit un abcès creusé dans le parenchyme du foie ; le second, des hydatides ; le troisième, des masses cancéreuses ; le quatrième, une diminution de volume de l'organe (1).

M. Louis parle d'un sujet chez qui le foie était devenu emphysémateux, plus léger que les poumons, et avait à peine le volume qui lui est naturel. Cet état du foie s'était - il manifesté avant ou après la mort? La dernière de ces hypothèses me paraît la plus vraisemblable. En

---

(1) *Clinique médicale*, tome IV, page 5.

admettant, au reste, que l'emphysème dont il
s'agit se fût développé pendant la vie , ainsi que
le croit M. Louis, il me semble qu'on ne saurait s'empêcher de le considérer comme le résultat d'une affection irritative : car , chez l'individu où il fut observé, tous les viscères tho-
raciques et abdominaux présentaient des traces
de phlegmasie (1).

Il me resterait maintenant à examiner si,
lorsque l'inflammation du foie ne s'est pas terminée par résolution , et que néanmoins il n'est
survenu aucune des altérations qu'on observe à
la suite de l'hépatite aiguë ou chronique, il est
possible de juger , par la consistance et par la
couleur du parenchyme , s'il y a eu ou non irritation. Mais, d'une part, la consistance normale de l'organe qui élabore la bile est très peu
connue, et tout ce qu'il est possible d'établir à
ce sujet, c'est que, lorsque le parenchyme hépatique est d'une extrême friabilité, qu'il s'écrase
et se réduit en pulpe sous le doigt qui le presse,
l'analogie et les cas où l'on a vu cet état du foie
coïncider avec tous les symptômes d'une hépatite doivent porter à admettre qu'il est le ré-

(1) *Recherches anatomico-pathologiques sur la phthi-*
sie , page 143.

sultat d'un travail inflammatoire ; de l'autre, personne n'ignore que la couleur du foie est susceptible de varier beaucoup dans l'état sain. Non seulement elle n'est pas toujours alors, comme on le prétend, d'un rouge brun à sa surface, mais la substance hépatique, loin d'offrir constamment une teinte fauve ou jaunâtre à l'intérieur, est souvent d'une couleur brune. Or il est clair que, dans ce cas, la rougeur, signe non équivoque de l'inflammation, ne peut nullement servir à constater l'existence de cette dernière. On s'accorde en général, cependant, à regarder la couleur rouge-foncé du tissu du foie comme provenant presque toujours d'un état d'irritation. Il paraît également à peu près certain que la teinte jaune très prononcée et la pâleur de ce même tissu coïncident le plus communément avec des altérations qui dépendent d'un travail inflammatoire. On a aussi fait mention d'une couleur bronzée de l'intérieur qui s'accompagne d'une mollesse peu ordinaire du parenchyme hépatique, et qui, pour cette raison, me paraît être le produit d'une phlegmasie chronique. Quant à cette couleur ardoisée, noirâtre, disposée par plaques uniques ou multiples, et toujours nettement circonscrites, qu'on observe principalement à la face concave du foie, et qui se rencontre beaucoup plus fréquemment que celle dont il a été question jusqu'ici, on ignore en quoi elle consiste, et quelle est l'affection qui l'occasione. « Si l'on en jugeait, dit M. Boisseau, par analogie avec des taches d'un noir plus foncé que l'on remarque, dans un plus petit nombre de cas, à la surface externe des intestins, on serait tenté de l'attribuer à l'inflammation ; mais comment expliquer la singulière régularité des plaques noirâtres ? Elles sont souvent triangulaires ou quadrangulaires ; presque toujours elles finissent au bord tranchant, et, dans la direction opposée, une ligne droite les termine brusquement. Quel est alors l'état de la substance du foie ? on l'ignore. Il est probable, cependant, que c'est d'elle que dépend particulièrement cette singulière coloration, ou, si l'on veut, décoloration, qui toujours se prolonge à l'intérieur du viscère (1). »

-----

(1) *Dictionnaire abrégé des sciences médicales*, tome IX, page 21.

ÆTIOLOGIE.

Le foie est situé de manière que dans l'état naturel les corps extérieurs ne peuvent être en rapport direct avec lui. Mais cette circonstance, qui semblerait au premier abord devoir rendre l'irritation hépatique infiniment rare, n'empêche pas qu'elle ne s'observe très fréquemment; et, pour le démontrer, il suffit de faire remarquer que la gastro-entérite, qui est une maladie extrêmement commune, s'accompagne presque toujours d'une supersécrétion bilieuse, et que celle-ci est une preuve non équivoque que le foie se trouve surexcité.

Lorsque l'irritation hépatique est primitive, les causes qui la déterminent sont : un coup, une chute sur la région hypocondriaque droite, une plaie pénétrante dans l'abdomen, une violente secousse dans la ligne verticale du corps, telle que celle qui résulte d'une chute sur les pieds, les fesses ou les genoux.

L'hépatite fut primitive dans les observations n° 1 et n° 4 (1). Le second de ces deux faits

____

(1) Voyez pages 14 et 37.

surtout offre un intérêt d'autant plus grand que l'inflammation de l'appareil biliaire se montra seule exempte de complication, pendant six ou sept jours, et qu'on put, en quelque sorte, suivre de l'œil la marche que la nature prend en pareille occurrence.

Il arrive quelquefois que, sous l'influence d'un obstacle à la circulation situé dans la poitrine ou dans la cavité abdominale, le sang se ramasse dans l'organe qui sécrète la bile et le distend outre mesure. La congestion alors est toute mécanique; mais on sent facilement que, si cette congestion persiste ou se réitère souvent, elle peut devenir une cause d'inflammation pour le tissu où elle a son siége. L'hépatite dans ce cas doit-elle être regardée comme idiopathique? Quelques personnes s'étonneront peut-être que je réponde par l'affirmative. Mais je ferai observer que le seul moyen de s'entendre en ætiologie est de ne considérer une affection morbide comme consécutive à une autre que lorsque cette dernière l'a produite directement. Or ce n'est pas l'obstacle à la circulation qui ici a occasioné, à proprement parler, l'hépatite, mais bien le sang, qui, accumulé dans le foie, est devenu par sa présence une cause de stimulation pour ce viscère : la cause immédiate du mal

résidait dans le parenchyme hépatique lui-même.
Il n'y a donc rien d'extraordinaire que j'établisse
que l'hépatite qui se développe de cette manière
est idiopathique.

L'irritation hépatite consécutive résulte constamment d'une gastro-entérite ou d'une inflammation du péritoine.

L'affection de l'appareil biliaire qui survint
chez le jeune homme dont j'ai tracé l'histoire,
page 28, eut évidemment pour cause immédiate la phlogose du tissu péritonéal. Pour ce
qui est des cas où l'irritation du foie dépend
d'une phlegmasie du tube digestif, en voici deux
dans lesquels la gastro-entérite occasiona non
seulement une supersécrétion bilieuse, mais encore une partie des signes qu'on a regardés jusqu'ici comme pathognomoniques de l'hépatite.

OBSERVATION N° 5.

Je fus appelé en consultation, le 10 mars 1822,
pour un riche propriétaire des environs d'une ville
où j'exerçais alors. Cet individu, âgé de trente-
cinq ans, d'un tempérament bilieux et fortement
constitué, n'avait, à ce qu'il paraît, dans le principe, qu'un embarras gastrique ; mais un vomitif qu'il avait pris trois jours avant celui de la
consultation avait considérablement exaspéré les

accidents ; il présentait , lorsque je le vis pour la première fois, les symptômes suivants : céphalalgie , bouche amère , langue rouge sur ses bords et à sa pointe, et couverte à son milieu d'un enduit jaune-verdâtre , soif très vive , peau sèche et brûlante , douleur à l'épigastre , pouls dur , fréquent et serré, constipation , urines foncées en couleur. Mon opinion fut que la maladie était une gastro-entérite aiguë , qu'il fallait se hâter de combattre par les sangsues à l'épigastre, la diète , les lavements , les boissons acidulées et mucilagineuses. Le chirurgien ordinaire et deux autres médecins qui avaient été appelés en même temps que moi opinèrent, au contraire, pour l'emploi d'un second vomitif, et comme j'étais seul de mon avis , il fut décidé qu'on administrerait sur-le-champ deux grains de tartrate de potasse antimonié. Ce remède détermina d'abondantes évacuations bilieuses par haut et par bas; mais l'irritation, au lieu de diminuer, augmenta. Le lendemain l'hypocondre droit était devenu tendu et très douloureux au toucher, et le décubitus sur ce côté était impossible. Je fis remarquer les mauvais effets de l'émétique, mais je ne fus pas plus heureux que la veille ; et mes confrères , qui ne voyaient que des humeurs à évacuer, crurent devoir prescrire

un purgatif. Je ne revis plus le malade depuis
cette époque, mais je sais qu'il mourut quatorze
jours après. Je sais aussi que le cadavre fut ouvert, qu'on trouva des traces évidentes d'inflammation dans les voies digestives, que le foie
était gorgé de sang et très volumineux, et que
le péritoine sus-hépatique non seulement était
rouge, mais avait contracté des adhérences dans
plusieurs points de son étendue avec les parties
voisines.

OBSERVATION N° 6.

M. de C.... fut atteint de coliques violentes, le 20 avril 1826, pendant le traitement
d'une uréthrite aiguë pour laquelle on avait fait
plusieurs évacuations sanguines, employé le régime végétal et les boissons émollientes : il en
était résulté un dérangement des organes digestifs, la langue était chargée, il était constipé,
tout annonçait un commencement d'irritation
dans ces organes. La température s'étant refroi-
die subitement, il en ressentit les effets : il man-
gea une soupe maigre et des poires cuites, il se
coucha, eut beaucoup de peine à se réchauffer,
et vers dix heures du soir il fut subitement atteint de coliques qui augmentèrent tellement
qu'il m'envoya chercher au milieu de la nuit.

Je le trouvai si souffrant qu'il se roulait sur le plancher ; il avait vomi les derniers aliments qu'il avait mangés ; l'épigastre était douloureux quand on le comprimait ; la douleur qu'il y ressentait semblait se propager vers les lombes ; le pouls était long et serré, la langue sèche ; il ne faisait point de vents par en bas, tandis qu'il avait de fréquentes éructations ; les selles étaient supprimées. Il s'appliqua d'abord quelques linges chauds sur l'épigastre. A mon arrivée, je prescrivis une potion huileuse et un lavement. Celui-ci, dit le malade, semblait faire remonter la douleur ; quant à la potion huileuse, il la rendit presque de suite par le vomissement. J'espérais peu de ce médicament, que je n'avais donné que sur la demande du malade, qui l'avait vu administrer en pareille occasion. Jugeant bien qu'un tel état ne pouvait exister sans irritation, je fis mettre vingt sangsues sur le point douloureux. Aussitôt après leur chute, le malade se mit dans un bain tiède. Mais ces moyens n'apportèrent aucun soulagement : il souffrait extraordinairement, il ne put rester qu'un instant dans le bain, il vomit à plusieurs reprises de la bile porracée, les coliques augmentaient de plus en plus, il était dans une angoisse inexprimable ; les potions antispasmodiques, au lieu de calmer, paraissaient au contraire accroître la douleur. M. Capiaumon, chirurgien-major de l'école d'artillerie de Metz, vient le voir : il fut, ainsi que moi, d'avis de réitérer l'application des sangsues. Mais le malade s'y étant refusé, nous témoignâmes le désir de consulter M. Rampou, médecin en chef de l'hôpital militaire d'instruction de cette ville. Il porta le même jugement que nous sur cette maladie, et, comme nous, il conseilla une nouvelle application de sangsues et l'emploi des bains. Tout cela fut exécuté, mais il n'en résulta qu'un léger amendement des symptômes précités. Les vomissements et les coliques se renouvelaient moins fréquemment, le malade avait quelques instants de calme ; mais quand ces accidents avaient fini, il souffrait tout autant ; le pouls est toujours lent et serré, les traits de la face décomposés ; tout exprime une profonde douleur ; bientôt l'hypocondre droit devient douloureux quand on le comprime ; le foie semble dépasser les fausses côtes. Nous nous décidons à faire une forte saignée du bras : à peine le sang commence-t-il à couler de la veine que le malade se sent soulagé ; les envies de vomir et les coliques cessent, la chaleur se rétablit dans toutes les parties, la peau se couvre de sueur, il repose dans la nuit.

« Le 28, il s'est opéré une vive réaction : chaleur halitueuse ; pouls plein, accéléré, très développé ; légère céphalalgie ; langue chargée, épaisse ; soif ; l'urine couleur de bière ; point de douleur à l'hypocondre, tandis que la pression de l'épigastre en fait ressentir une assez sensible.

« Le 29, tous les symptômes de la veille ont diminué ; le malade ne souffre nulle part, quoiqu'il n'ait point reposé dans la nuit.

« Le 30, rétablissement complet : il demande à manger. L'uréthrite, loin d'avoir été supprimée, s'est au contraire exaspérée. » (1)

Les deux malades dont il s'agit ici furent réellement atteints d'une phlegmasie du foie, et cette dernière dut s'élever même à un assez haut degré d'intensité, puisqu'on observa une partie des symptômes que les auteurs ont regardés comme pathognomoniques de l'hépatite.

Je réduis, comme on voit, à un bien petit nombre de causes l'ætiologie de l'irritation du foie ; et l'on m'objectera peut-être que les pathologistes qui n'avaient connu cette irritation que lorsqu'elle constitue une inflammation plus ou

____

(1) Cette observation est de M. Bobilier, docteur en médecine, et a été extraite du *Journal universel des sciences médicales*, cahier 126, page 355.

moins forte en admettaient une foule d'autres ; mais pour peu qu'on se donne la peine de méditer ce qu'ils nous ont transmis à ce sujet, on ne tardera pas à acquérir la certitude que toutes les causes que je n'ai pas nommées et dont ils font mention n'agissent qu'en provoquant soit un phlogose de la portion du péritoine qui correspond à l'appareil biliaire, soit un gastro-entérite ; et que par conséquent on n'est nullement fondé à les comprendre parmi les causes de l'irritation hépatique.

La plupart des auteurs, par exemple, ont avancé que l'habitation sous un ciel brûlant est une des conditions qui contribuent le plus au développement des maladies du foie. La vérité est que ces affections sont très communes dans certaines contrées, telles que l'Egypte, les Indes orientales ; mais si ce fait a lieu, ce n'est pas parce que la chaleur modifie directement l'organe qui sécrète la bile. L'effet le plus ordinaire d'une température élevée est de rendre les voies digestives très excitables et de disposer éminemment aux irritations gastro-intestinales. Ces irritations, une fois déclarées, se propagent aux tissus voisins : voilà la raison de la fréquence de l'hépatite dans les pays chauds.

M. Portal a remarqué que les grands mangeurs ont généralement le foie plus gros que les autres personnes. Ce médecin aurait dû ajouter que l'augmentation de volume, dans ce cas, tient ou à l'existence de la gastro-duodénite, qui, comme on sait, s'observe souvent chez les individus qui mangent beaucoup, ou à ce que les organes digestifs, se trouvant alors continuellement en exercice et continuellement stimulés, transmettent au foie une somme d'excitation plus forte que de coutume, ce qui à la longue suffit pour déterminer l'hypertrophie ou l'obstruction de ce viscère.

L'organe qui sécrète la bile ne devient quelquefois plus volumineux chez les sujets atteints de scrophules ou d'affections vénériennes que parce que ces deux états morbides coïncident, dans une infinité de cas, avec une irritation de la muqueuse gastrique, qui elle-même tient alors soit aux progrès naturels du mal, soit aux moyens qu'on emploie pour le combattre. (1)

C'est par un mécanisme absolument sembla-

____

(1) Ce que j'avance ici relativement aux personnes qui sont affectées des écrouelles ou de la syphilis mériterait, à raison de sa nouveauté et de son importance, d'être appuyé par des faits, et je n'en cite aucun. Mais j'invite le lecteur à consulter, dans le *Traité des mala-*

ble que le parenchyme hépatique acquiert fréquemment un développement considérable dans
les fièvres intermittentes. Ces dernières n'étant
très souvent, en effet, que des gastro-entérites
périodiques, on conçoit facilement que, lorsqu'elles durent fort long-temps, ou que, par
l'usage intempestif ou l'abus du quinquina, on
leur donne une nouvelle intensité, elles peuvent
se propager au foie et en déterminer l'hypertrophie ou l'obstruction.

Les viandes noires ou grasses, rôties ou assai-
sonnées par l'art dangereux de nos cuisiniers ;
les assaisonnements chauds (poivre, piment,
girofle, etc.), les vins généreux, les liqueurs
spiritueuses, les vomitifs et les purgatifs employés d'une manière peu méthodique ; tous les
agents connus, en un mot, sous la dénomina-

---

dies du foie, par M. Portal, l'article intitulé *De
l'état du foie par vice scrophuleux*, et celui qui a
trait aux altérations hépatiques qui paraissent survenir
à la suite de la vérole. Dans le premier, comme dans le
second de ces articles, la plupart des observations que
M. Portal a recueillies lui-même, et qui, sous ce rapport, n'en ont que plus de droit à notre confiance,
prouvent que ce n'est presque toujours qu'après que les
signes d'une lésion gastrique ont paru que l'organe qui
élabore la bile s'enflamme et se désorganise.

tion de stimulants, portent leur première action sur l'estomac et le duodénum. Ce n'est jamais que lorsqu'ils ont produit une gastro-entérite, ou, si l'on veut, une gastro-duodénite, et que celle-ci s'est transmise par les canaux biliaires (1) au foie, que les signes de l'irritation hépatique se déclarent.

Ces affections de l'appareil biliaire ne sont si communes chez les personnes qui mènent une vie sédentaire ou qui se livrent aux travaux du cabinet que parce que la digestion se fait ordinairement mal quand elle n'est pas aidée par l'exercice, ou que l'esprit se trouve dans un état habituel de contention.

Le refroidissement par l'exposition à un courant d'air ou l'immersion d'une partie ou de la totalité du corps dans l'eau froide, la répercussion d'un exanthème, de la goutte ou du rhumatisme, sont susceptibles aussi, dit-on, d'occasioner l'hépatite. Cette proposition ne me pa-

____

(1) Et quelquefois aussi par les veines qui naissent à la surface de la membrane muqueuse intestinale, et se continuent en s'anastomosant avec les petites veines mésaraïques, qui, à leur tour, vont aboutir au tronc de la veine porte. M. RIBES a le premier émis cette opinion, qui me paraît très vraisemblable.

raît pas plus fondée que les précédentes. Lorsque l'inflammation du foie survient à la suite de la suppression subite de la perspiration cutanée, de la disparition d'un exanthème, etc., ces causes, loin de modifier directement le parenchyme hépatique, commencent toujours par provoquer soit une gastro-entérite, soit une péritonite, suivant que le sujet est prédisposé à l'une ou à l'autre de ces maladies par l'état de l'atmosphère, son régime, ses habitudes, sa constitution. Une chose qui déjà milite beaucoup en faveur de l'opinion que j'émets ici, c'est que le péritoine et la muqueuse gastro-intestinale sont dans un rapport d'alternative avec la peau et peuvent devenir supplémentaires de celle-ci, tandis qu'il n'existe aucune sympathie, bien connue du moins, entre le système dermoïde et l'appareil biliaire ; mais, ce qui ne permet pas d'hésiter à la considérer comme la seule qui puisse être admise dans l'état actuel de la science, ce sont les faits que je vais rapporter.

OBSERVATION N° 7.

Un jeune homme âgé de vingt et un ans, d'un tempérament bilieux et d'une grande mobilité nerveuse, se baigna par un temps assez froid dans une rivière qui coule près de la cam-

pagne qu'il habitait non loin de Bordeaux. Au
sortir de l'eau, il éprouva des frissons, des
anxiétés, et une douleur à la région du foie, qui,
d'abord légère, fut en augmentant, au point que
le soir elle était très aiguë et gênait beaucoup la
respiration. Le lendemain le pouls était dur et
plein, la langue jaune, la bouche amère; la
douleur de l'hypocondre droit surtout avait pris
un caractère plus intense, et le décubitus sur ce
côté était impossible. Cette affection morbide
fut traitée par les antiphlogistiques, mais d'une
manière trop timide, selon moi, et c'est ce qui
fit qu'elle passa à l'état chronique. Le malade ne
tarda pas à se trouver en proie à une fièvre lente
qui redoublait régulièrement tous les soirs; le
teint devint jaune, l'épigastre douloureux, la
respiration difficile et accompagnée d'une toux
sèche. Plus tard, l'hypocondre droit se tuméfia;
lorsqu'on pressait cette partie, on sentait que le
foie était dur, inégal à la surface, et dépassait
de beaucoup les fausses côtes. La mort eut lieu
l'année dernière, vers la fin du printemps, après
neuf ou dix mois de souffrances. On ne fit point
l'autopsie.

L'organe qui fut le premier affecté, dans ce
cas, fut évidemment le péritoine : car j'ai prouvé,
comme on sait, que les douleurs aiguës de l'hy-

pocondre appartiennent à la péritonite. Ce ne fut qu'après, et sous l'influence de cette dernière, que le foie devint malade. La cause de l'hépatite dont il s'agit ne fut donc pas, à proprement parler, l'immersion dans l'eau, mais bien la péritonite qui résulta immédiatement de l'impression subite du froid sur la peau.

OBSERVATION N° 8.

Une femme âgée de vingt-cinq ans, d'un tempérament lymphatico-sanguin, ayant été se baigner, le 12 juillet 1821, dans le Drot, petite rivière du département de Lot-et-Garonne, éprouva pendant la nuit des envies de vomir continuelles, une chaleur insupportable dans tout le corps, et des angoisses inexprimables. Le lendemain et les deux ou trois jours suivants, ces symptômes devinrent plus prononcés, des vomissements fréquents eurent lieu, une fièvre violente se déclara. Le traitement que son médecin lui prescrivit la soulagea promptement; mais sa guérison ne fut pas complète, elle ne recouvra pas sa fraîcheur habituelle, et il lui resta un sentiment de pesanteur et d'anxiété dans la région épigastrique, qui se manifestait principalement un peu avant le repas et pendant le travail de la digestion. Cet état de choses dura à peu près quatre mois. Au bout de ce temps, et sans cause appréciable, l'appétit disparut entièrement ; les nausées, les vomissements et la fièvre se renouvelèrent. On combattit ces accidents de la même manière que la première fois, mais avec moins de succès. Les digestions ne se firent plus qu'avec peine, une fièvre lente se déclara, et l'embonpoint commença à diminuer à vue d'œil. Deux ou trois mois après, une nouvelle recrudescence étant survenue, je fus appelé en consultation. Je trouvai la malade dans un état de maigreur extraordinaire ; l'estomac ne pouvait supporter aucun aliment solide ; la langue était rouge et sèche, la peau brûlante, le pouls petit et très fréquent. Une circonstance qui me frappa surtout, et qui n'avait pas fixé l'attention de mon collègue, c'est que l'hypocondre droit était bombé et douloureux : lorsqu'on comprimait cette partie, on sentait que la tuméfaction était produite par le foie, qui avait acquis des dimensions considérables et qui était devenu extrêmement dur.

Cette femme mourut. Les parents ne voulurent pas permettre qu'on en fît l'ouverture ; mais je ne crois pas qu'on puisse douter, d'après ce que je viens de dire, qu'il n'y eût chez elle une lésion de l'appareil biliaire ; je ne crois pas non plus qu'il soit possible d'admettre que cette dernière fût le résultat immédiat de l'immersion dans l'eau, car les premiers symptômes qu'on remarqua furent ceux de la gastro-entérite. Cette observation prouve donc, comme la précédente, que l'action du froid ne produit pas directement l'hépatite.

OBSERVATION N° 9.

Une couturière âgée de dix-huit ans, d'un tempérament lymphatique, fit disparaître très promptement une gale ancienne dont elle était atteinte. Peu de jours après, une diarrhée légère, accompagnée de coliques et de ténesmes, se déclara. A ces accidents se joignirent bientôt une douleur à l'épigastre, des envies de vomir et la perte totale de l'appétit. Le chirurgien de la malade vit dans ces symptômes l'indication d'un vomitif, et l'administra. L'effet de cet émétique n'ayant pas répondu à son attente, il en fit prendre un second, après quoi il ordonna plusieurs purgatifs pour achever, disait-il, de nettoyer le premières et les secondes voies. Ce traitement n'amena aucun changement favorable : la diarrhée et les coliques persistèrent, la sensibilité de la région épigastrique augmenta, et le dégoût pour les aliments fut porté au point que leur aspect seul suffisait pour occasioner des soulèvements d'estomac. Les parents, voyant que leur fille ne guérissait pas, s'adressèrent à un médecin du voisinage, qui, se fondant sur ce que les règles n'avaient pas reparu depuis deux mois, crut devoir recourir aux emménagogues et en prescrire de toutes les espèces et sous toutes les formes. L'usage de cette médication nouvelle dura trois mois, et les résultats n'en furent nullement avantageux. Sous son influence, au contraire, les choses prirent une marche beaucoup plus fâcheuse : la maigreur devint extrême, la peau se colora en jaune, des vomissements eurent lieu d'espace en espace ; chaque jour, en outre, une petite fièvre se manifestait vers le soir et durait une partie de la nuit. Tel était l'état de la malade lorsqu'elle témoigna le désir de me consulter. Mon premier soin, en arrivant auprès d'elle, fut de palper le bas-ventre, et comme toutes les apparences extérieures me l'avaient fait présumer déjà, j'acquis la certitude qu'il y avait une lésion du foie : ce viscère était si volumineux qu'il débordait de trois ou quatre doigts les fausses côtes, et que l'hypocondre droit en était soulevé. Cette jeune personne périt dans le marasme le plus complet. Le cadavre ne fut point ouvert.

Il est évident que dans ce cas la répercussion de la gale détermina une irritation qui, d'abord fixée sur les intestins, s'étendit bientôt à l'estomac. Cette irritation, traitée d'une manière peu convenable, se propagea au parenchyme hépatique. Chez un individu qui eût été plus prédisposé aux affections du péritoine qu'à celles de la membrane muqueuse gastro-intestinale, la disparition de l'éruption psorique aurait produit de préférence une irritation du tissu péritonéal; mais elle n'aurait, pas plus dans cette circonstance que dans l'autre, agi immédiatement sur le foie.

L'hépatite qu'on dit être produite par la rétrocession de la goutte ou du rhumatisme ne se développe pas d'une manière différente; le péritoine ou les voies digestives sont toujours alors les premiers enflammés : ce n'est qu'après, et par suite de l'irritation de l'un ou de l'autre de ces deux organes, que celui qui élabore la bile devient malade.

On a mis également au nombre des causes de l'hépatite l'inflammation du tissu cellulaire de l'abdomen et celle de la plèvre. L'observation n° 3 (1) prouve que, lorsque les parois du bas-ventre

______

(1) Voyez page 28.

sont enflammées , l'organe auquel l'irritation commence par se communiquer est la membrane péritonéale. Pour ce qui concerne la pleurésie , le fait suivant suffira pour mettre hors de douté que c'est encore par l'intermédiaire du péritoine que l'hépatite survient en pareille occurrence.

OBSERVATION N° 10.

Je fus invité, en mars 1820, à soigner, conjointement avec un autre médecin, un jeune homme robuste et d'un tempérament biliososanguin. Cet individu présentait tous les signes d'une phlegmasie très intense de la plèvre et du poumon droits : le symptôme prédominant avait été dans le principe une douleur située au-dessous du sein , et tellement aiguë que, dès le second jour, la respiration ne se faisait plus du côté affecté que par le moyen du diaphragme. A l'époque où nous fûmes convoqués , l'inflammation avait envahi ce muscle , et la dilatation de la poitrine était en quelque sorte nulle à droite. Le malade mourut. A l'ouverture du cadavre , le poumon, la plèvre et le diaphragme offrirent des traces évidentes d'irritation. Mais ce à quoi nous ne nous attendions pas , mon collègue et moi, c'est que le foie en offrait aussi : il était d'un rouge foncé, beaucoup plus gros que de coutume, et la membrane séreuse avait contracté de nombreuses adhérences avec les tissus ambiants.

L'affection qui, chez le sujet dont il s'agit ici, se développa la première, et occasiona la mort, fut évidemment une pleuro-péripneumonie, puisqu'on n'observa pendant la vie que les symptômes de cette phlegmasie : l'irritation débuta par la plèvre costale et le poumon ; de là, elle se propagea au diaphragme et au péritoine diaphragmatique ; celui-ci la transmit en définitive à l'appareil biliaire. La cause immédiate de l'hépatite dans cette circonstance fut donc la péritonite.

On a déjà vu que M. Louis avait été conduit par une suite d'observations bien circonstanciées à établir *que la transformation graisseuse du foie existe presque uniquement chez les individus atteints de phthisie, en sorte qu'on peut jusqu'à un certain point la considérer comme une dépendance de cette dernière espèce de lésion.* Cette proposition est sans doute trop générale, et les faits qui prouvent que l'état gras du foie peut se développer sous l'influence d'une maladie autre que la phthisie sont beaucoup plus nombreux que ne le prétend M. Louis. Mais, ce

qui me paraît certain, c'est que, lorsque la dégénérescence qui nous occupe se forme chez les
phthisiques, ce fait a lieu parce que l'irritation
des voies aëriennes s'est communiquée au péritoine diaphragmatique, et de là au foie. On
m'objectera peut-être que la phthisie n'est point
une affection irritative ; mais je répliquerai à
cela que la plupart des médecins aujourd'hui
regardent les mots *phthisie* et *pneumonie chronique* comme synonymes. En supposant, au surplus, qu'une pareille manière de voir ne fût pas
admissible, on ne saurait me refuser qu'il se
déclare constamment dans le cours de la phthisie
des inflammations plus ou moins étendues de la
plèvre. Eh bien, ce sont ces inflammations
qui, quoique peu prononcées, se transmettent
au péritoine et au parenchyme hépatique.

Les excès d'étude, les passions violentes, les
chagrins profonds, les accès de colère, l'insola-
tion, n'agissent pas non plus directement sur le
foie. Toutes ces causes commencent par produire une irritation du cerveau et de ses membranes ; celle-ci, lorsqu'elle est intense ou qu'elle
dure long-temps, se transmet à la muqueuse
gastro-intestinale. On peut m'opposer, je le sais,
qu'il est difficile de concilier avec cette théorie
les cas où la jaunisse se développe instantané-

ment sous l'influence d'une émotion morale vive. Mais ces sortes de cas, selon moi, ne font pas exception à la règle que j'établis, et il résulte évidemment de ce que je dirai plus loin que l'état du foie qui produit l'ictéricie spasmodique reconnaît pour cause prochaine une lésion gastro-intestinale, qui, elle-même, est survenue immédiatement après une émotion morale vive, telle qu'une grande frayeur, un accès de colère, etc.

C'est encore par un mécanisme analogue que l'hépatite se développe à la suite des plaies de tête. Toutes les fois qu'il n'y a pas eu alors lésion concomitante de l'organe qui élabore la bile et de l'encéphale, l'irritation de celui-ci ne se communique au parenchyme hépatique que par l'intermédiaire du tube alimentaire. Il m'eût été facile de citer une foule de faits pratiques à l'appui de cette proposition, mais comme dans tous les cas où l'encéphalite traumatique se trouve compliquée avec une altération de l'appareil biliaire les choses se passent de la même manière que dans l'une ou dans l'autre des deux observations suivantes, j'ai cru que je pouvais me dispenser d'en rapporter un plus grand nombre.

OBSERVATION N° 11.

M. B...., officier en retraite, âgé d'environ

quarante-cinq ans , était depuis long-temps livré à la crapule la plus dégoûtante. Plusieurs fois j'avais eu occasion de le voir à l'hôpital de la marine, où souvent on l'apportait gorgé de vin et d'eau-de-vie, couvert de contusions et de meurtrissures.

Le 1er juillet 1823, à dix heures du soir, chassé d'un cabaret où il avait déposé les restes de sa raison, il se rendit dans sa chambre au deuxième étage, d'où il tomba ou se jeta par la fenêtre. La tête frappa fortement contre un balcon en fer du premier étage, et il retomba ensuite jusqu'à terre, ayant fait une chute de trente-cinq pieds. Apporté à l'hôpital à onze heures du soir, dans un état complet d'ivresse, il fut soumis à l'examen le plus attentif. On trouva aux téguments craniens, vis-à-vis la portion temporale droite du frontal, une plaie d'environ un pouce de longueur, et par laquelle sortait une assez grande quantité de sang artériel. Le voisinage de l'artère temporale moyenne fit penser que l'hémorrhagie pouvait être due à sa rupture : une incision de deux pouces, à partir de l'angle intérieur et interne de la plaie, mit à découvert deux branches artérielles qui furent liées aussitôt. On fit un pansement simple, et on appliqua le bandage.

Le pouls était assez élevé au moment de l'entrée du malade ; on lui pratiqua une saignée d'environ dix onces. Du reste, tous les symptômes de l'épanchement et de la fracture existaient. Large ecchymose autour de l'œil droit ; écoulement de sang par les narines, les oreilles et la bouche ; deux bosses énormes sur le front ; coma profond ; respiration précipitée et stertoreuse. Ces symptômes firent pronostiquer une mort prochaine, qui arriva, en effet, un quart d'heure après le pansement ; pendant lequel on sentait une dépression graduelle du pouls.

AUTOPSIE.

Habitude extérieure.

Sujet musclé ; face violacée et recouverte encore en partie de sang coagulé ; ecchymose de l'œil droit ; plaies des téguments du crâne de trois pouces d'étendue ; bosse avec épanchement de sang dans le tissu cellulaire sous-cutané du côté gauche de la tête seulement ; traces de contusions sur le côté droit de la poitrine.

Tête.

Fracture considérable du frontal, depuis la ligne médiane jusqu'à sa suture avec le pariétal droit et l'aile du sphénoïde ; une seconde fracture, perpendiculaire à la précédente, part de la bosse pariétale droite, croise la première à angle aigu, traverse les voûtes orbitaires droite et gauche, longe l'ethmoïde du côté gauche, coupe le corps du sphénoïde, et se termine aux apophyses clinoïdes entièrement séparées de l'os auquel elles appartiennent. De cette disposition résultent deux éclats du frontal, qui, enlevés, laissent la dure-mère à découvert dans une étendue de deux pouces carrés, et déchirée près de la voûte orbitaire droite, et non loin de l'apophyse crista-galli. Enfin, une troisième fracture, moins considérable que les deux autres, se dirige obliquement en dehors et en bas, divise l'arcade sourcilière droite à sa partie externe, et se perd sur l'aile du sphénoïde et la face antérieure du rocher du même côté. L'encéphale, dont les vaisseaux sont fortement injectés, présente un affaissement considérable et un épanchement de sang dans les ventricules.

Poitrine.

Epanchement de sang dans la cavité droite de la plèvre, poumon droit déchiré dans plusieurs points, quoique sain du reste.

Abdomen.

Colon boursouflé, estomac distendu, foie de

couleur pâle ; épanchement de sang dans la cavité abdominale , provenant sans doute de dé-
chirures assez étendues que le foie présente dans
ses lobes principal et moyen. L'estomac est plein
de liquide, qu'à sa couleur et son odeur on reconnaît pour du vin mêlé à de l'eau-de-vie. Une
plaque rougeâtre d'un pouce et demi de diamètre s'observe au fond du grand cul-de-sac. Les
autres viscères abdominaux n'offrent rien de
particulier (1).

OBSERVATION N° 12.

Un soldat âgé de trente ans, et d'une forte
constitution, reçut deux coups de sabre : l'un
avait porté sur le masséter et la glande parotide
du côté gauche ; l'autre avait été tellement dirigé
que la table externe du coronal était divisée dans
l'étendue de deux pouces. La plaie et les symptômes n'offrirent rien de particulier les premiers jours ; mais, le huitième jour , vomissement bilieux, et les jours suivants augmentation de la fièvre avec un enduit jaunâtre de la
langue ; la suppuration se supprima, et le malade mourut le vingt-cinquième jour de sa bles-

---

(1) Cette observation est de M. Bouyer, officier de
santé de la marine , à Rochefort, et a été extraite du
Journal médical de la Gironde , tome iv , page 391.

sure. A l'ouverture du corps, on trouva le foie parsemé de petites ulcérations et recouvert dans toute son étendue d'une légère couche de matière purulente jaunâtre. (*Journal de* Desault, tome 2, page 11.)

L'affection du parenchyme hépatique qu'on rencontre chez M. B.... fut évidemment indépendante de celle de la tête : il est incontestable, en effet, que la cause qui produisit dans ce cas la fracture du crâne détermina également une violente commotion du foie ; ce viscère était déchiré. Jamais certes l'encéphalite n'a occasioné de semblables désordres ; la mort arriva trop promptement, d'ailleurs, pour que la pulpe cérébrale eût eu le temps de s'enflammer et de faire participer à son état de souffrance d'autres tissus.

Pour ce qui concerne le soldat dont parle Desault, il y eut véritablement chez lui hépatite, et le développement de cette phlegmasie fut postérieur à celui de l'encéphalite. Mais on ne saurait me refuser que dans cette circonstance le premier organe auquel l'irritation du cerveau se transmit fut la membrane muqueuse digestive, car on ne remarqua dans le principe que les phénomènes qui résultent pour l'ordinaire des blessures du genre de celle dont il s'agit ici, et quand les accidents parurent s'aggraver, les symptômes qui se manifestèrent furent ceux de la gastro-entérite.

Ces deux observations confirment pleinement, comme on voit, l'opinion que je viens d'émettre : la seule conséquence qu'on puisse en tirer, c'est que, lorsqu'il n'y a pas eu dans les plaies de tête lésion concomitante de l'appareil biliaire et du cerveau, et que néanmoins l'hépatite se déclare, cette dernière dépend immédiatement de la gastro-entérite qui la précède toujours en pareille occurrence.

On me demandera peut-être pourquoi la céphalite non traumatique s'accompagne si rarement d'abcès au foie. Cette différence tient, selon moi, à celle des causes. Lorsque l'inflammation du cerveau survient à la suite d'un coup, d'une chute, etc., elle est plus intense, les sympathies qu'elle excite sont plus nombreuses et plus énergiques. Ajoutez à cela qu'elle coexiste le plus communément alors avec une fracture du crâne ou une plaie plus ou moins contuse des parties molles qui recouvrent cette boîte osseuse, et vous n'aurez pas de peine à concevoir pourquoi les abcès hépatiques s'observent plus souvent dans l'encéphalite traumatique que dans celle qui ne l'est pas.

Il demeure donc démontré que, parmi les

causes que les auteurs ont assignées à l'hépatite,
il n'y a que celles que j'admets qui la produisent
réellement. Toutes les autres appartiennent à la
gastro-entérite ou à la péritonite, et ne doivent
pas par conséquent être mises au nombre des
causes de l'irritation hépatique. Que si l'on
m'objecte que, dès le moment que j'ai établi que,
lorsque la maladie qui nous occupe ne provient
pas d'une contusion ou d'une solution de con-
tinuité, elle dépend toujours d'une phlegmasie
gastro-intestinale ou d'une phlogose du péritoine, je ne saurais m'empêcher de regarder
les circonstances qui peuvent donner lieu à ces
deux dernières affections comme prédisposant
au moins à la première, je répliquerai que cela
n'offrirait pas d'inconvénient, si l'on se pénétrait
bien que ces circonstances ne modifient pas directement le foie, ou, en d'autres termes, ne
le modifient que par le moyen d'une irritation
étrangère à cet organe. Mais l'opinion que je
combats presente ce vice fondamental que les
personnes qui l'ont professée jusqu'ici, ne tenant aucun compte de l'inflammation préexistante des voies digestives ou de la membrane
séreuse du bas-ventre, n'ont vu que l'hépatite,
c'est-à-dire qu'un résultat, et n'ont dirigé leurs
efforts que contre ce résultat. Voilà pourquoi

j'ai pensé qu'il était préférable de poser simplement en principe que l'irritation hépatique qui n'est pas primitive reconnaît exclusivement pour cause une gastro-entérite ou une péritonite. En procédant ainsi, on va droit au but; on ne risque pas surtout d'errer sur la nature et l'origine du mal.

J'ajouterai que, les choses qui agissent en excitant primitivement le tissu du foie étant infiniment moins nombreuses que celles qui commencent par produire une inflammation de l'estomac ou du péritoine, l'irritation hépatique doit être bien plus souvent consécutive qu'idiopathique. On ne me peut refuser encore que, la gastro-entérite étant beaucoup plus fréquente que la péritonite, l'irritation du foie doit être beaucoup plus souvent le résultat du premier que du second de ces états morbides. Ces deux propositions nous conduisent naturellement à celle-ci : *La cause la plus commune de l'irritation hépatique est la gastro-entérite.*

L'inflammation primitive du foie revêt pour l'ordinaire le caractère de l'acuité.

L'hépatite consécutive, au contraire, prend en général la marche chronique à son début, ou, si elle est aiguë en commençant, elle passe fréquemment à l'état chronique.

Doit-on considérer l'hépatite comme pouvant occasioner directement l'inflammation du cerveau ? Je ne le pense pas, et je me fonde sur ce que l'observation n° 1 prouve sans réplique que l'encéphalite qui survient pendant le cours d'une hépatite ne dépend pas des sympathies que le foie a développées directement dans le cerveau, mais bien de la réaction de l'estomac enflammé sur ce dernier organe. Les symptômes cérébraux ne se manifestèrent, en effet, dans ce cas, qu'a-près que la phlegmasie gastro-intestinale fut devenue très prononcée, et leur intensité fut constamment en raison des progrès de celle-ci. Que si l'on m'objecte que je ne cite qu'un fait à l'appui de mon opinion, je répliquerai que, si l'on se donne la peine d'examiner tous ceux de ce genre que les auteurs nous ont transmis, on ne tardera pas à se convaincre que les choses se passent toujours comme je le prétends. On ne saurait donc s'empêcher de m'accorder que l'encéphalite n'est jamais le résultat immédiat de l'irritation hépatique.

Ce serait le moment maintenant d'examiner, comme je m'y étais engagé en parlant des terminaisons de l'irritation hépatique, si, lorsqu'il y a ce qu'on pourrait appeler une métastase, ou, en d'autres termes, que l'hépatite diminue ou

disparaît , et que le délire se déclare , l'encéphalite dépend des sympathies que le foie enflammé
a pu exciter dans le cerveau, ou si elle ne tient
pas plutôt à la gastro-entérite qui s'observe toujours en pareille occurrence. Mais il est clair
que, dès le moment que j'ai démontré, dans le
paragraphe précédent que l'encéphalite ne se
manifeste à la suite de l'hépatite que tout autant
que celle-ci a déterminé préalablement l'inflammation du tube alimentaire, cette dernière a
été dans ce cas la cause occasionelle de l'affection cérébrale, qui', une fois développée, est
devenue prédominante et a masqué ou fait disparaître réellement l'irritation préexistante de
l'appareil biliaire. Cette question se trouve donc
implicitement résolue ; il ne serait d'aucune utilité de la soumettre à un examen plus approfondi.

Telles sont les idées que je professe sur le
mode de production de l'irritation hépatique.
Personne avant moi n'avait traité ce sujet avec
plus d'étendue, et, si je ne me trompe, d'une
manière plus satisfaisante ; je n'en excepte pas
même M. BROUSSAIS. Outre que ce médecin,
en effet, n'a eu en vue dans ses écrits que le degré de l'irritation du foie qui constitue l'hépatite des auteurs, et qu'il dit très peu de choses
sur la concomitance des abcès hépatiques avec

les plaies de tête , la plupart des objections qui lui ont été faites ne sauraient m'être adressées. C'est ainsi, par exemple, que les cas où l'hépatite dépend d'une phlegmasie du tissu péritonéal se concilient parfaitement avec ma manière de voir, tandis qu'ils sont en opposition directe avec celle du professeur du Val-de-Grâce, qui établit, comme on sait, que l'hépatite non traumatique est constamment produite par une gastro-entérite.

Les cas d'hépatite non traumatique à la suite desquels on n'a rencontré aucune trace de phlegmasie dans les voies digestives ne militent pas autant qu'on pourrait le croire contre l'opinion de M. BROUSSAIS : car il ne répugne nullement d'admettre que quelquefois, en pareille occurrence , la gastro-entérite a pu disparaître et l'hépatite persister et continuer à faire des progrès (1). Mais il est plusieurs de ces cas auxquels ces réflexions ne sont pas applicables, et qui s'expliquent naturellement dans la théorie que je propose, parce que, dans tous les faits de cette dernière espèce , il est possible de prouver que l'hépatite provenait d'une péritonite.

----

(1) Ce qui doit porter surtout à penser que les choses se passent quelquefois ainsi , c'est que les faits dont il s'agit appartiennent tous à l'hépatite chronique.

Les cas d'hépatite où la membrane muqueuse gastro-intestinale offrait des traces d'inflammation, mais seulement dans l'estomac ou dans les derniers intestins grêles, le duodénum étant parfaitement sain, ne sont pas, à beaucoup près, d'une aussi grande importance que les précédents. Mais j'ai encore ici cet avantage sur M. Broussais, que lui ne peut se rendre compte de la production de l'hépatite dans cette circonstance qu'en admettant qu'une phlegmasie assez considérable pour laisser des traces de son existence, soit dans l'estomac, dans l'iléon ou le jéjunum, avait dû nécessairement se propager au duodénum, et que l'irritation de celui-ci, quoique peu intense, avait déterminé celle du foie; tandis que moi je puis, outre cette explication, en donner une autre, au moins pour les cas où la partie de l'estomac qui est contiguë au foie se trouve affectée, et dire que l'inflammation passe alors directement de la membrane muqueuse gastrique à la portion du péritoine qui lui correspond, et se communique ensuite au parenchyme hépatique.

Les adversaires de la doctrine physiologique ont avancé également que les désordres du tube alimentaire sont quelquefois si minimes, qu'on ne peut leur attribuer ceux que le foie présente.

Mais les faits de cette nature n'infirment ni l'opinion de M. Broussais ni la mienne, attendu qu'on ne les observe que chez les personnes éminemment prédisposées aux affections de l'appareil biliaire. Il y a des individus chez qui le foie est, dans l'état normal, plus volumineux, plus irritable, plus susceptible de devenir malade, que chez les autres hommes. La gastro-entérite la plus légère suffit alors pour déterminer tantôt une sécrétion très abondante de bile, tantôt une véritable hépatite, et il n'y a pas de raison pour que celle-ci, une fois développée, ne s'accroisse indéfiniment.

J'ai cru devoir entrer dans ces détails ; parce que les médecins qui ne sont pas très au courant des dogmes de la nouvelle école auraient pu penser que je n'ai fait que reproduire ici les idées que M. Broussais a émises sur l'ætiologie de l'hépatite. La théorie de cet auteur, je le répète, diffère sur plusieurs points de celle que je propose. Dans l'une, on n'a eu en vue qu'un degré de l'irritation hépatique ; dans l'autre, on prend cette irritation à son début, on la suit dans sa marche, on l'envisage sous toutes ses formes. Dans l'une, on glisse en quelque sorte sur une difficulté majeure, *la concomitance des plaies de tête avec les abcès du foie ;* dans l'autre , on a cherché à remplir cette lacune et l'on y a réussi. L'une enfin est susceptible de plusieurs objections solides ; l'autre se prête à toutes les explications et s'accorde toujours avec les faits.

PRONOSTIC.

Lorsque l'irritation du foie est consécutive et qu'elle n'est qu'à son premier degré, elle n'offre rien de dangereux : on est toujours sûr de la voir céder à des moyens appropriés.

L'irritation hépatique primitive se manifeste constamment par des signes plus nombreux et plus prononcés que dans le cas précédent; toutes les fois néanmoins qu'elle existe seule, c'est-à-dire qu'elle ne s'est pas propagée encore au péritoine et au tube digestif, il est facile d'en arrêter le cours. L'ouvrier dont j'ai rapporté l'histoire, page 37, présentait une lésion de ce genre quand il vint chez moi me consulter : je suis persuadé qu'il ne fallait à cette époque qu'une saignée du bras ou une forte application de sangsues à l'hypocondre, et un régime approprié, pour dissiper les accidents et amener une prompte guérison.

Les symptômes que les auteurs ont assignés à l'hépatite aiguë indiquent, comme je l'ai prouvé, que la membrane muqueuse alimentaire, le foie et le péritoine, sont enflammés en même temps.

L'état morbide qui résulte de l'affection simultanée de ces trois organes est très grave et l'issue en est très souvent malheureuse. J'ajouterai pourtant que la gastro-hépato-péritonite aiguë ne se terminerait pas à beaucoup près aussi fréquemment par la mort si l'on employait pour la combattre une médication plus rationnelle. Ne fût-il possible d'alléguer à l'appui de cette assertion que le succès que j'ai obtenu chez l'ouvrier dont je viens de parler, que ce fait seul devrait suffire pour engager les praticiens à imiter la conduite que j'ai tenue en cette occasion.

Quand l'irritation du foie a revêtu les caractères d'une phlegmasie chronique, la maladie, pour être moins intense et moins douloureuse, n'en est que plus difficile à guérir. L'une des principales causes surtout de la presque-inutilité de l'art dans ce cas, c'est que, lorsque l'hépatite prend la marche chronique en commençant, ce qui arrive le plus communément, on ne s'aperçoit pour l'ordinaire que le foie est enflammé qu'après que ce viscère est devenu le siége d'une dégénération morbide, et que nous ne possédons aucun moyen de rétablir dans leur état normal les tissus véritablement désorganisés.

TRAITEMENT.

On a pu se convaincre par ce que j'ai dit déjà que, si les premières nuances de l'irritation hépatique ne dépendent pas constamment d'une inflammation du tube digestif, ce n'est du moins que dans ce cas qu'on peut les distinguer. Cet état de sur-excitation du foie n'exige aucun traitement particulier : la seule indication qui se présente alors est de remonter à la cause des accidents et de l'attaquer directement. La fièvre bilieuse des auteurs, par exemple, n'est autre chose, selon moi, qu'une lésion gastro-hépatique. Eh bien, si, chez un individu atteint de cette maladie, l'hypocondre droit n'est ni tendu ni douloureux au toucher, le médecin ne devra s'occuper que de l'irritation des voies digestives. Cette dernière disparaissant, celle du foie disparaîtra également. L'essentiel est qu'on agisse suivant les principes d'une saine doctrine, et qu'on ne s'obstine pas à ne voir que des humeurs à évacuer là où il ne faut le plus souvent que recourir à la diète, aux boissons délayantes ou à quelques évacuations sanguines, pour procurer une guérison prompte et solide. Qu'on ne s'y

trompe point, les préceptes que je donne ici sont
d'une telle importance pour la pratique, qu'en
s'y conformant on préservera presque toujours
les malades de cette foule d'altérations qui se
développent dans le foie, et qui ont reçu le nom
d'*obstructions*. Ce n'est pas à combattre ces
sortes d'altérations quand elles existent, c'est à
les empêcher de se former, que le médecin doit
s'attacher. Or il ne saurait y parvenir qu'en
détruisant la cause qui produit ces irritations
hépatiques légères qui, méconnues ou mal
traitées, se prolongent indéfiniment ou prennent
les caractères d'une phlegmasie chronique, et se
terminent si fréquemment dans ces deux circonstances par la désorganisation du tissu qui
en est le siége. On aurait donc tort de se figurer
qu'il ne s'agit ici que de la discussion stérile
d'un point de théorie. Le principe que j'établis
repose sur ce fait incontestable : *la gastro-entérite détermine dans la grande majorité des
cas une irritation du foie ;* il a pour but de démontrer que le moyen le plus certain d'arrêter
les progrès de celle-ci consiste à guérir celle-là
et à ne pas l'exaspérer surtout par les vomitifs, les purgatifs, les désobstruants, etc.

Si l'irritation hépatique n'offre aucune indication particulière tant qu'elle n'est qu'à son pre-

mier degré, il n'en est pas de même lorsqu'elle
présente les symptômes que les pathologistes ont
assignés à l'hépatite. D'une part, en effet, l'expérience prouve que, dans le cas où l'inflammation
du foie dépend d'une lésion des voies digestives,
le plus sûr est d'attaquer simultanément ces deux
affections; de l'autre, on sent facilement que
les moyens thérapeutiques qu'on emploie contre
l'hépatite doivent varier, sinon quant aux propriétés, du moins sous le rapport du nombre,
de l'activité, du mode d'administration, suivant
qu'elle est aiguë ou chronique, traumatique ou
consécutive. Je vais tâcher de préciser la conduite qu'il convient de tenir dans chacune de
ces circonstances.

Toutes les fois que l'hépatite aiguë dépendra
d'une gastro-entérite et que le sujet sera plé-
thorique, on commencera par pratiquer une
saignée du bras. Si, malgré cette saignée, le
pouls reste large, dur et plein, on la réitérera
et l'on en viendra ensuite aux évacuations sanguines locales. Ces dernières suffisent généralement chez les individus qui ne sont ni plétho-
riques ni très forts, ou qui ne paraissent pas
atteints d'une phlegmasie très intense; mais il
faut même dans ce cas qu'elles soient abondantes, répétées souvent. On est en général trop

réservé sur leur emploi. Les sangsues s'appli-
quent ordinairement à l'épigastre et à l'hypocondre; cependant, si l'on avait lieu de présumer que la suppression ou la diminution d'un
flux hémorrhoïdal périodique eût pu influer sur
le développement de la maladie, il serait indiqué d'en mettre à l'anus. On couvrira la région
du foie de cataplasmes émollients, et si leur
poids fatigue, on les remplacera par une fla-
nelle trempée dans une décoction émolliente.
On prescrira la diète la plus sévère et des boissons acidules froides, telles qu'une limonade,
une orangeade, l'oxicrat, du sirop de groseille
étendu d'eau fraîche. Enfin, on secondera tous
ces moyens par des demi-lavements de décoction
de graines de lin ou de racines de guimauve,
qu'on rendra plus efficaces par l'addition de la
pariétaire ou du nitrate de potasse. Il est rare
que, par suite d'une médication aussi rationnelle, on n'obtienne pas une grande diminution
des symptômes inflammatoires. Quand on est
parvenu à ce résultat, les bains produisent d'excel-
lents effets, et l'on peut, immédiatement après
leur emploi, avoir recours à l'huile de ricin ou
bien à de légers purgatifs salins qu'on adminis-
trera conjointement avec les sucs des plantes
borraginées, chicoracées, etc. Les évacuants sou-

lagent toujours alors, pourvu qu'ils ne soient pas trop actifs et qu'on n'en fasse qu'un usage modéré.

Lorsque l'inflammation a débuté par le péritoine et que cette membrane et la superficie du parenchyme hépatique sont les parties les plus irritées, le traitement ne diffère du précédent qu'en ce que la saignée du bras est plus généralement indiquée, et qu'après qu'on en a fait une ou deux, on peut, dans la plupart des cas, se borner à n'appliquer de sangsues qu'à l'hypocondre droit.

L'hépatite traumatique n'exige pas non plus une médication différente. Seulement, comme l'irritation hépatique qui survient à la suite d'une blessure du foie ne dépend pas de l'affection préexistante d'un autre organe, et que, si les voies digestives se trouvent alors enflammées, ce n'est jamais que consécutivement, il faut donner la préférence à la saignée générale. Je n'ignore pas que ce moyen a l'inconvénient d'affaiblir plus que les émissions sanguines locales, et qu'il pourrait devenir dangereux de trop insister sur son emploi ; mais c'est au praticien à se renfermer dans de sages limites, et à juger lui-même de l'époque où la saignée capillaire doit être substituée à l'ouverture de la veine.

On voit, d'après cela, que les évacuations
sanguines générales ou locales forment la base
du traitement de l'hépatite aiguë. J'ajouterai que,
quoique j'aie déjà parlé du lieu où il convient
de pratiquer les saignées capillaires, je ne crois
pas devoir passer outre sans faire observer qu'on
a attaché beaucoup trop d'importance à celles de
la marge de l'anus. Les médecins qui ont con-
seillé l'application des sangsues à cette partie
ont eu en vue de dégorger la veine porte par
l'intermédiaire des vaisseaux hémorrhoïdaux.
« Mais est-ce bien par la saignée pratiquée à la
marge de l'anus qu'on obtiendra ce résultat ?
Quelle influence pourra exercer sur la circulation de la veine porte l'émission lente de quelques onces de sang par une saignée capillaire ;
aussi promptement réparé qu'il est évacué ? On
agira bien plus efficacement sur la circulation du
foie par une saignée générale , dans laquelle on
soustrait brusquement une grande quantité de
sang. D'ailleurs, en supposant qu'on diminuât
d'une manière notable la quantité de ce liquide
en circulation dans la veine porte, on ne rem-
plirait pas complétement le but qu'on se propose : car le foie en reçoit beaucoup par l'artère
hépatique, et celui qu'elle lui apporte est bien
plus stimulant que celui qui lui arrive par la

première (1). » Ces raisons, bien que très propres, certes, à infirmer l'opinion de ceux qui pensent que la fluxion qu'on détermine sur l'extrémité inférieure du rectum décharge directement le système veineux hépatique, ne me paraissent pas suffisantes néanmoins pour qu'on n'en vienne pas à l'application des sangsues à l'anus, lorsque le développement de la phlegmasie qui nous occupe a été précédé par la suppression ou la diminution d'un flux hémorrhoïdal. Mais cette circonstance est la seule où ce moyen soit d'une utilité incontestable; encore n'est-on pas même dispensé alors de recourir aux saignées de l'épigastre et de l'hypocondre.

Les ventouses scarifiées et les vésicatoires, recommandés par quelques praticiens, sont, sinon constamment nuisibles, du moins parfaitement inutiles dans le traitement de l'hépatite aiguë. Appliqués, en effet, à l'hypocondre pendant que la maladie est dans toute sa force, ils ne peuvent que l'augmenter; et si l'on attend pour s'en servir que l'irritation, considérablement diminuée sous l'influence des émissions

---

(1) GOUPIL, *Exposition des principes de la nouvelle doctrine médicale*, page 551.

sanguines, soit sur le point de se dissiper, non seulement on s'expose à raviver le mal, mais il est sûr qu'il ne faut alors, pour terminer la cure, que continuer l'usage des bains, des cataplasmes, des lavements, des boissons rafraîchissantes, et surtout ne permettre aux malades de revenir aux aliments qu'avec les plus grands ménagements.

L'hépatite aiguë ne se terminerait peut-être jamais par suppuration, si elle était toujours combattue avec l'énergie nécessaire par les saignées générales ou locales; malheureusement il n'y a qu'un très petit nombre de médecins qui tiennent cette conduite, et cela est d'autant plus fâcheux que les foyers purulents qui se forment dans le foie ne sont que fort rarement accessibles aux moyens chirurgicaux, et que, lors même qu'ils le sont, l'art ne nous offre d'autre ressource que l'ouverture de l'abcès.

Cette opération devra être pratiquée aussitôt que la fluctuation sera manifeste et qu'on aura acquis la certitude que la tumeur qu'on se propose d'ouvrir est réellement une collection de pus. Je fais cette remarque parce qu'il est arrivé qu'on a pris la vésicule du fiel distendue outre mesure par une grande quantité de bile pour un abcès hépatique, et que l'ouverture de cette poche a été constamment suivie de la mort (1).

L'époque d'élection pour opérer, quoique facile à préciser en apparence, ne laisse pas d'être assez embarrassante pour le chirurgien : d'une part, en effet, il faut se hâter d'ouvrir l'abcès pour éviter que l'altération du foie ne devienne plus considérable, et que le pus ne se fraie un passage à l'intérieur; de l'autre, il est nécessaire de temporiser assez pour qu'il s'établisse des adhérences entre le péritoine sus-hépatique et les parois abdominales, sans quoi l'incision pourrait être suivie d'un épanchement mortel. Les principaux signes qui indiquent que le moment d'opérer est venu sont le peu de mobilité de la tumeur et sa saillie égale pendant tous les mouvements du malade.

On employait autrefois la potasse concrète pour ouvrir les abcès du foie, dans le double but de fortifier l'adhérence que les parties enflammées ont contractée entre elles, et de causer une perte de substance qui empêchât l'ouverture de se fermer trop tôt; mais ce caustique

____

(1) Voyez ce que je dis à ce sujet en parlant des *Maladies des voies d'excrétion de la bile.*

a l'inconvénient de n'agir pour l'ordinaire que sur les téguments, et de ne pas brûler assez profondément, de sorte qu'il faut avoir recours le plus souvent à l'instrument tranchant pour achever de pénétrer dans le foyer. Cette dernière considération paraît avoir déterminé les praticiens de cette époque à ne se servir que du bistouri. On commence par fendre la peau dans une assez grande étendue ; on incise ensuite les tissus sous-jacents avec précaution, couche par couche, afin de ne pas aller au-delà des adhérences qui se sont formées entre la tumeur et les enveloppes du bas-ventre. Si cette incision n'offrait pas, à cause de la profondeur de l'abcès, une voie suffisante pour l'évacuation du pus, on lui donnerait la forme d'un T, en divisant transversalement la lèvre postérieure. Je dis la lèvre postérieure : car, si la seconde incision était faite en devant et portait sur le muscle droit, non seulement on s'exposerait au danger de blesser l'artère épigastrique, mais la suppuration aurait moins de facilité à s'écouler, parce que l'ouverture ne répondrait pas à la partie la plus déclive de l'abcès. L'opération terminée et le pus évacué, on introduit dans la plaie une mèche de linge effilé enduite de cérat ; on met par-dessus un plumasseau, et l'on soutient le tout par des compresses et un bandage de corps. Si cependant l'inflammation était encore considérable, on couvrirait la partie d'un cataplasme émollient. Dans certain cas, où le pus était fort abondant, ou était devenu très fétide et très irritant, on a retiré de grands avantages de quelques injections émollientes poussées avec ménagement, de peur de blesser la texture délicate et friable du foie. La seule précaution qu'on ait à prendre après la guérison de la plaie, c'est de soutenir pendant quelque temps la cicatrice, afin de prévenir la formation d'une hernie ventrale par ce point affaibli des parois abdominales.

Le traitement de l'hépatite chronique ne diffère de celui de l'hépatite aiguë qu'en ce qu'il doit être beaucoup moins énergique : c'est ainsi que la saignée générale n'est pas indiquée dans ce cas, et qu'il vaut mieux recourir aux émissions sanguines locales souvent réitérées. On applique un petit nombre de sangsues chaque fois; mais il faut y revenir fréquemment. Les lieux où on les met sont l'épigastre, l'hypocondre droit, et la marge de l'anus si l'hépatite succède à la disparition des menstrues ou d'un flux hémorrhoïdal. Les cataplasmes émollients, la diète, les boissons acidules, les lavements, les bains tièdes et les purgatifs salins sur la fin (1), sont également indiqués ; mais, je le répète, le traitement doit être moins énergique que dans l'hépatite aiguë : il importe de tenir compte de l'ancienneté de la phlegmasie, du degré de dépérissement du malade et du genre de médication qui a déjà été mis en usage. Une chose qu'on ne saurait assez recommander surtout, c'est qu'il ne faut pas insister sur les débilitants. Lorsque, après les avoir employés d'une manière proportionnée aux forces du sujet et à l'intensité du mal, on s'aperçoit qu'ils ne produisent aucune amélioration sensible, il est prudent d'y renoncer. L'art nous offre d'ailleurs alors une ressource puissante qu'on aurait tort de négliger : je veux parler des moxas, des cautères

____

(1) C'est surtout lorsque l'hépatite chronique n'est pas très ancienne, qu'il y a lieu de présumer que le tissu hépatique n'est pas désorganisé, et qu'on a suffisamment combattu l'irritation gastrique, si toutefois elle existe, que les légers purgatifs salins, tels que l'acétate de potasse, le sulfate de soude, etc., peuvent être utiles. La meilleure manière de les administrer alors consiste à leur donner pour véhicule les bouillons, les apozèmes avec les plantes apéritives et amères, ou à les faire prendre conjointement avec les sucs dépurés des plantes borraginées, chicoracées, etc.

ou des sétons appliqués sur la région hypocondriaque droite ; ces moyens sont quelquefois suivis des plus heureux résultats.

L'une des principales causes du peu de succès qu'on a obtenu jusqu'ici dans le traitement de l'hépatite chronique , c'est qu'on a l'habitude de la combattre par une foule de remèdes , tels que *le proto-chlorure de mercure, le diagrède, la gomme gutte, l'extrait de trèfle d'eau, le carbonate de potasse, la scille, l'hellébore, la rhubarbe, la térébenthine, les savonneux.* Ces substances médicamentales , qui figurent toutes en première ligne parmi les agents thérapeutiques qu'on appelle *fondants, désobstruants,* etc., ont pour propriété spéciale d'irriter fortement les voies digestives , et par cela même ne peuvent être que nuisibles.

Les emplâtres de Vigo , ceux de ciguë , tous ces emplâtres, en un mot, préconisés sous le titre de fondants , n'ont jamais peut-être produit une modification avantageuse.

Les vésicatoires volants , conseillés par quelques médecins , sont des moyens trop peu actifs pour être utiles (1).

______

(1) Je ne parle pas ici de la conduite qu'il convient de tenir lorsque l'hépatite chronique se termine par sup-

Les eaux minérales, enfin, tant vantées même de nos jours, ne sont en général que d'un faible secours. Prises à l'intérieur, elles n'agissent qu'en stimulant la membrane muqueuse gastro-intestinale. Employées sous forme de bains, elles n'ont d'autre effet que d'augmenter les fonctions de la peau. On voit qu'il n'est guère possible de compter sur l'efficacité de ce moyen thérapeutique. Si l'on jugeait à propos néanmoins d'en faire usage, il faudrait donner la préférence aux eaux qui contiennent beaucoup d'acide carbonique ou des hydro-sulfures (1), ne les ordonner que de temps à autre, et avoir soin de s'arrêter avant qu'elles ne déterminent la diarrhée.

L'observation des règles de l'hygiène est de la plus grande importance dans le traitement de l'hépatite chronique. C'est en vain qu'on aura recours aux émissions sanguines, aux topiques émollients, aux cautères ou aux moxas : tous ces moyens échoueront si l'on n'en seconde

---

puration, parce que cette conduite est absolument la même que celle que l'on tient à l'occasion des abcès qui surviennent à la suite de l'inflammation aiguë du foie.

(1) Telles que celles de Vichy, de Bourbon, d'Archambault, d'Enghien, etc.

l'action par un régime bien entendu. Je ne dis
pas qu'il faille toujours prescrire une diète sévère : la diète n'est de rigueur que lorsqu'il survient une exacerbation, et que cette exacerbation surtout s'accompagne de vomissement ;
mais on ne doit permettre que des aliments légers et pris dans le règne végétal. La nature
semble elle-même indiquer quel est le genre
d'alimentation qui convient le mieux en pareille
occurrence. On sait que le goût des substances
acidules, des fruits, est presque un symptôme
des affections chroniques du foie ; les boissons
que les malades prennent avec le plus de plaisir
sont celles qui ont une saveur acide, telles qu'une
limonade faible, l'eau de groseille, de cerises,
l'orangeade, etc. La marche qu'on a à suivre se
trouve donc toute tracée ; le médecin n'a autre
chose à faire qu'à ne pas s'en écarter.

On recommandera également l'usage journa-
lier d'un exercice modéré. Quant aux voyages
sur mer ou dans une voiture rude, et au passage
d'un pays chaud dans un pays plus froid, comme
il est impossible qu'un individu s'y abandonne
sans que son régime en souffre beaucoup, cet
inconvénient suffit seul pour contrebalancer les
faibles avantages qu'on pourrait en retirer. « Les
voyages, dit M. FERRUS, comme moyen de

distraction, ont été réunis aussi au traitement des maladies chroniques du foie par les auteurs qui ont cru que l'altération de cet organe était la cause spéciale de l'hypocondrie. Dans l'état actuel de la science, si l'on recommande encore les soins moraux dans l'hépatite chronique, comme on le fait d'ailleurs dans toute autre maladie longue, c'est que l'on est persuadé qu'en activant les fonctions du cerveau, et en les dirigeant sur des objets étrangers à la maladie, on dispose l'individu à se croire moins malade : espérer de guérir, c'est travailler soi-même à sa guérison (1). »

____

(1) *Dictionnaire de médecine* en 18 vol., tome XII page 69.

CONGESTIONS SANGUINES PASSIVES DU FOIE.

Les congestions sanguines qui se forment dans le foie ne sont pas toutes actives, ou, en d'autres termes, ne dépendent pas toutes de l'irritation de ce viscère. Il en est quelques unes qui sont vraiment passives : celles, par exemple, qui se développent sous l'influence d'un obstacle à la circulation doivent être regardées comme telles ; le sang s'accumule alors dans le parenchyme hépatique, non pas parce qu'il y est provoqué par une cause irritative, mais parce que, la circulation veineuse se trouvant ralentie, il est obligé d'y séjourner. Le foie est de toutes les parties du corps humain celle qui est la plus disposée à ces sortes d'engorgements. On se rendra facilement compte de cette circonstance si l'on réfléchit que son tissu est mou, très perméable, que l'artère hépatique et la veine porte lui apportent beaucoup plus de sang que les veines hépatiques ne lui en ôtent, et que d'ailleurs il réçoit proportionnellement une plus grande quantité de ce fluide que les autres viscères.

Les obstacles au cours du sang qui occasionent le plus souvent les congestions sanguines qui nous occupent sont ceux qui ont leur siége dans le cœur ou dans les gros vaisseaux ; viennent ensuite ceux qui résultent de l'engorgement des poumons par des tubercules, d'un épanchement de sérosité dans la poitrine ou dans l'abdomen, d'une induration de la rate, d'une tumeur située dans le mésentère, l'épiploon, etc.

On a remarqué que le foie est presque toujours, chez les scorbutiques, augmenté de volume et d'une teinte rouge uniforme. Quand on le coupe, le sang ruisselle de toute part. Rien n'autorise à penser que les congestions de cette nature proviennent d'un travail inflammatoire ; elles sont dues, suivant moi, à ce que, d'une part, le sang, qui, comme on sait, est d'une fluidité extrême dans le scorbut, pénètre plus aisément dans les petits vaisseaux, et à ce que, de l'autre, ces mêmes vaisseaux, frappés d'une débilité profonde, se déchirent avec la plus grande facilité.

Les congestions sanguines qui s'opèrent dans le parenchyme hépatique par suite du scorbut ou d'un obstacle au cours du sang doivent donc être considérées comme passives. Y-a-t-il d'autres maladies qui puissent produire des engorgements hépatiques analogues ? je ne le crois pas ; du moins je n'ai rien rencontré dans les auteurs et mon expérience ne m'a rien appris qui pût me le faire présumer.

Lorsque le foie devient le siége d'une congestion sanguine passive, ce viscère peut se gonfler assez pour qu'on le sente bien au-dessous des fausses côtes droites et à l'épigastre. La tumeur présente une surface lisse, sans blessures, sans enfoncement ; il n'y ni douleur, ni trace d'ictère ; quelquefois, cependant, les malades accusent une sensation pénible, une sorte de pesanteur vers l'hypocondre. Les engorgements sanguins dont il s'agit ici ne prennent pas toujours la marche continue ; il n'est pas rare de les voir se former très rapidement et se dissiper avec autant de promptitude qu'ils s'étaient formés, pour reparaître et disparaître de nouveau, suivant que l'état morbide qui les occasione augmente ou diminue d'intensité. Ces congestions intermittentes ne s'observent que dans les affections organiques du cœur ou des gros vaisseaux.

Les intumescences passives du foie ne peuvent guère, comme on voit, être confondues avec celles que l'irritation hépatique détermine : car, lorsque cette irritation est légère, l'organe qui sécrète la bile est peu ou point augmenté de volume, et quand elle a pris les caractères de l'hépatite des auteurs, ces mêmes caractères suffisent toujours pour différencier les congestions qui se forment alors dans le tissu du foie, de celles qui se trouvent liées soit au scorbut, soit à un obstacle au cours du sang.

On se rappelle que j'ai avancé que les congestions hépatiques qui dépendent d'un obstacle au cours du sang peuvent devenir cause de l'irritation du foie. Les congestions de ce genre qui me paraissent les plus susceptibles d'un semblable résultat sont celles qui se manifestent pendant le cours d'une affection organique du cœur ou de l'un des gros troncs artériels.

Les maladies qui produisent les congestions passives du foie sont toutes incurables; la plupart même entraînent avec elles un état tel de l'économie, qu'on doit considérer alors l'accumulation du sang dans le parenchyme hépatique comme une circonstance de fort peu d'intérêt. Il n'y a, selon moi, que les cas où le foie se tuméfie pendant le cours d'une lésion du cœur ou de ses annexes qui fassent exception et qui méritent une attention particulière. Les affections du cœur, en effet, peuvent exister long-temps sans occasioner la mort, et sans qu'aucun autre organe éprouve une altération marquée de nutrition. Or on conçoit facilement que, si sous leur influence une congestion sanguine se formait dans le foie et déterminait une hépatite, cette dernière serait une complication très fâcheuse qui ne pourrait qu'accélérer beaucoup leur marche et par conséquent leur terminaison funeste. Pour prévenir, au surplus, un pareil accident, il ne faut que traiter convenablement la maladie qui donne lieu au rallentissement de la circulation veineuse, et l'attaquer surtout avec énergie chaque fois qu'elle s'exaspère : moyennant cela, on réussira presque toujours à dégorger le parenchyme hépatique, et à empêcher que le sang ne s'y ramasse de nouveau en trop grande quantité.

HÉMORRHAGIES HÉPATIQUES.

Lorsque le foie est devenu le siége d'un inflammation aiguë plus ou moins forte, ou d'une congestion passive, il arrive quelquefois qu'un ou plusieurs des vaisseaux artériels ou veineux qui entrent dans sa structure se rompent ; et alors, ou le sang, après s'être épanché dans l'intérieur du parenchyme hépatique, s'y creuse une cavité et y séjourne (1), ou il a achevé de déchirer ce parenchyme et se répand dans le bas-ventre (2), ou bien enfin il se fraie une route dans les canaux excréteurs de la bile, gagne le duodénum, et est ensuite rejeté par les vomissements ou par les selles (3).

Dans les deux premiers cas, l'hémorrhagie qui nous occupe n'a jamais été reconnue qu'après la mort, et dans le dernier, on ne peut qu'en soupçonner l'existence pendant la vie, car nous ne possédons aucun moyen de distinguer si le sang qui est expulsé par le tube digestif provient de l'appareil biliaire ou de la membrane muqueuse gastro-intestinale.

ASTHÉNIE HÉPATIQUE.

On ne saurait douter qu'il n'y ait un état morbide qui mérite le nom d'asthénie hépatique;

______

(1) On trouve un cas de cette espèce dans les *Mémoires ou Recherches anatomico-pathologiques* de M. Louis, page 381.

(2) L'observation de M. S...., que M. Andral a consignée dans sa *Clinique*, est un exemple fort remarquable de ce genre d'hémorrhagie du foie. (Tome IV, page 13.)

(3) On doit ranger dans cette catégorie plusieurs cas rapportés par les auteurs sous le nom d'*hépatirrhée*.

mais personne n'a jusqu'ici déterminé les signes qui caractérisent cet état, ou, pour mieux dire, personne ne l'a tenté, parce que cette question a paru insoluble. Ne serait-il pas possible cependant de jeter quelques lumières sur ce point de pathologie ? Puisqu'il est généralement reconnu, par exemple, que l'accroissement de la fonction d'un tissu dénote que la vitalité de ce tissu se trouve augmentée, ne pourrait-on pas admettre que la diminution ou la suspension de la sécrétion biliaire doit être l'un des effets immédiats de l'asthénie hépatique, et dès lors ne serait-on pas naturellement conduit à regarder les symptômes qui résultent de l'abscence de la bile dans les voies digestives comme indiquant un état d'atonie du foie ? Pour moi, je suis de cet avis; je n'hésite pas même à avancer qu'en procédant de la sorte on arriverait certainement à la connaissance de quelques uns des signes dont il s'agit. On peut m'objecter, je le sais, que la diminution ou la suspension de la sécrétion biliaire a lieu également dans l'hépatite aiguë ou chronique ; mais dans ce cas les phénomènes qui en dépendent coexistent soit avec ceux que j'ai démontrés appartenir à la gastro-hépato-péritonite aiguë, soit avec ceux qui annoncent une dégénérescence du foie, tels que l'augmentation considérable du volume de cet

organe, son endurcissement, les bosselures de sa
surface, etc. Dans le cas qui nous occupe, au
contraire, ces phénomènes existeraient seuls, et
cette circonstance ne permettrait pas de les confondre avec le précédent. Ainsi donc, dans mon
opinion, un individu dont la langue serait large,
humide, point rouge sur les bords; qui n'aurait
pas de fièvre, qui n'éprouverait pas de douleur
dans l'hypocondre droit, qui ne serait porteur
d'aucune lésion organique du foie, et qui néanmoins digérerait mal, n'aurait pas d'appétit, se
plaindrait de flatulence, de dégoûts, de nausées,
de rapports de différents genres, accuserait la
sensation d'un poids dans la région de l'estomac,
et chez qui les matières fécales seraient grisâtres,
décolorées, semblables à de l'argile, cet individu devrait être considéré comme étant atteint
d'une asthénie hépatique. Remarquez bien que
je ne dis pas que j'ai vu un individu tel que ce-
lui-là ; mais je suis persuadé que nous ne con-
serverions pas le plus léger doute sur la possibilité des cas de cette espèce, si, moins préocupés
des maladies irritatives du foie, nous nous
étions livrés à des recherches plus sérieuses sur
l'état asthénique de ce viscère.

Lorsque, par suite de l'affection dont il s'agit
ici, la sécrétion biliaire, au lieu d'être totale-

ment suspendue, ne se trouve que diminuée, tout porte à présumer qu'il s'opère quelque changement dans la composition de la bile. Mais il n'est pas en notre pouvoir d'apprécier pendant la vie la nature et les effets de ce changement ; seulement il est probable qu'une bile moins colorée, moins stimulante que celle de l'état physiologique, rendrait plus prononcés les dérangements qu'entraîne la diminution de la sécrétion de ce fluide.

Quelques auteurs ont établi que l'asthénie hépatique est susceptible de produire l'ictère. Mais cette manière de voir me paraît vraiment inadmissible : d'abord, elle repose sur une pure hypothèse (la présence des matériaux de la bile dans le sang normal (1)); d'un autre côté, je prouverai plus bas que la jaunisse ne se développe que tout autant que les absorbants du foie sont doués d'une activité plus grande que de coutume, et que par

---

(1) Les écrivains qui mettent l'ictère au nombre des symptômes de l'asthénie hépatique se fondent, en effet, sur ce que, le foie ne séparant plus alors du sang les principes de la bile dans leurs proportions ordinaires, ces principes se répandent dans nos tissus et les colorent en jaune. (ANDRAL, *Clinique médicale,* tome IV, page 47.)

conséquent le parenchyme hépatique est sur-excité (1).

Quoi qu'il en soit, du reste, à l'égard de ce dernier point, je me crois autorisé à penser que la théorie que je propose est ce qu'on a émis de plus vraisemblable sur la nature, le nombre, le mode de production des désordres qui accompagnent l'asthénie hépatique. Cela posé, ne serait-ce pas le cas d'imiter les médecins anglais, et de chercher à rétablir alors le cours de la bile 1° en irritant par des purgatifs convenablement employés la membrane muqueuse intestinale; 2° en donnant le mercure-doux, qui, d'après eux, exerce une action particulière sur l'action du foie.

Je suis loin d'attribuer, certes, à ces médicaments toutes les propriétés que leur supposent nos confrères d'outre-mer; mais j'ai la conviction qu'administrés en pareille occurrence, ils détermineraient sur la membrane muqueuse alimentaire une irritation qui, transmise au foie, serait éminemment propre à remonter le ton de ce viscère.

____

(1) Voyez l'article *Ictère* au sujet de cette assertion et de la précédente.

ATROPHIE DU FOIE.

L'organe qui sécrète la bile peut éprouver une diminution plus ou moins considérable de volume. STORK parle d'un individu chez qui il avait à peine la grosseur du poing, *vix æquabat pugni magnitudinem* ; RIOLAN assure avoir rencontré un foie qui n'était pas plus gros que le rein ; d'autres en ont vu de plus petits encore.

Les faits de cette nature qu'on trouve dans les auteurs prouvent que la diminution du volume du foie est dans certaines circonstances le résultat de l'iritation de ce viscère, mais que le plus communément elle provient soit de la diminution ou de la cessation de son action organique, soit d'un obstacle à sa nutrition apporté par une cause mécanique.

Lorsque le foie, par suite d'une phlegmasie chronique dont il est atteint, perd de sa grosseur et de son poids, il est tantôt ramolli, tantôt endurci, et quelquefois inégal, comme granuleux à sa surface. Les observations n°s 19, 20 et 21, que M. ANDRAL a consignées dans son ouvrage, nous fournissent des exemples remarquables de ce genre d'affection (1).

______

(1) MORGAGNY en rapporte aussi plusieurs. Voyez à ce sujet les lettres 22ᵉ, art. 4 ; 64ᵉ, art. 7 ; 36ᵉ, 38ᵉ, etc.

Lorsqu'au contraire il se rappetisse sous l'influence d'un obstacle à sa nutrition ou d'un état véritablement asthénique de son parenchyme, sa contexture organique n'offre aucun changement appréciable. Ce n'est qu'aux cas de cette dernière espèce qu'il convient d'affecter le nom d'*atrophie du foie*. Le donner, en effet, aux dégénérescences hépatiques qui s'accompagnent de la diminution du volume de la partie où elles ont leur siége, serait s'écarter à la fois de l'étimologie et de l'acception généralement reçue du mot *atrophie*, qui, par opposition à celui d'*hypertrophie*, exprime simplement cet état particulier d'un tissu qui, bien qu'ayant perdu de sa grosseur et de son poids, ne présente aucune altération dans sa structure intime.

L'atrophie hépatique proprement dite, ou en d'autres termes la diminution du volume du foie, qui ne dépend pas d'un travail inflammatoire, peut être générale ou partielle. Les obstacles qui la produisent le plus souvent sont 1° le développement accidentel des organes qui entourent le foie et qui alors le compriment dans toute son étendue; 2° une pression extérieure exercée habituellement sur la région hypocondriaque droite. «L'usage des corsets chez les femmes, en diminuant le diamètre de la poitrine, pousse vers ses extrémités, et particulièrement vers l'inférieure, les organes qu'elle contient. Chez elles, le foie dépasse souvent de plusieurs pouces les dernières côtes, et celles-ci impriment sur la face supérieure de cet organe un sillon plus ou moins profond. Cette compression, exercée long-temps, peut nuire au développement total du foie, et la disposition anatomique qu'elle produit ne doit jamais être oubliée dans l'exploration de l'abdomen. La dissection des corps des individus dont la profession exige l'emploi d'instruments qu'on appuie sur la région épigastrique donnerait peut-être quelques autres exemples d'atrophie partielle du foie. (1) »

J'ai avancé également que la diminution ou la cessation de l'action du foie est susceptible d'occasioner son atrophie ; mais il est fort difficile, comme on vient de le voir dans l'article précédent, de préciser les cas où ce viscère est réellement frappé d'asthénie, et si j'ai admis cet ordre de causes, c'est moins sur des faits positifs que sur des probabilités.

(1) *Dictionnaire de médecine* en 18 volumes, tome ix, page 205.

CALCULS BILIAIRES.

La connaissance des calculs biliaires remonte pour ainsi dire à l'origine de l'art. Depuis Hip- pocrate jusqu'à nos jours, il n'est peut-être pas un auteur distingué qui ne parle de pierres ou de concrétions calcaires qu'ou a rencontrées soit dans le foie, soit dans ses annexes.

Les calculs qui occupent le foie proprement dit se développent tantôt dans les conduits ex- créteurs plongés dans le tissu de cette glande, tantôt dans le parenchyme hépatique lui-même. Ruisch assure n'avoir jamais vu de calculs de cette dernière espèce; mais les observations de M. Portal ne permettent pas de révoquer en doute leur existence. Vurzer parle d'une autre variété de calculs appartenant au foie, qu'il a eu occasion d'observer dans le cadavre d'un homme de cinquante ans. Les pierres, au nombre de deux et renfermées dans un kyste à parois très dures, sans communication avec la vésicule et situé sous le lobe de Spigel, étaient grisâtres, dures, lamelleuses, sans odeur ni saveur, pesant l'une quatorze grains, l'autre neuf, et compo- sées de carbonate de chaux et d'un peu de ma- tière animale.

Les calculs biliaires qu'on trouve ailleurs que dans le foie sont logés dans la vésicule du fiel ou dans les canaux cystique et cholédoque. L'opinion générale est également que la plupart des pierres de l'estomac ou de l'intestin ne sont que des calculs biliaires qui ont passé de la vésicule ou des canaux que je viens de nommer dans les voies digestives.

Le volume des calculs du foie ne dépasse guère celui d'un petit pois ; on en a vu cependant de la grosseur d'un œuf de pigeon, et WALTER prétend en avoir rencontré qui avaient depuis dix jusqu'à quinze lignes de diamètre. Lorsque ces sortes de concrétions ont acquis de pareilles dimensions, elles sont presque toujours contenues dans une poche particulière, un véritable kyste. Les pierres hépatiques sont ordinairement multiples; leur nombre peut être même extrêmement considérable. THILÉSIUS dit que dans l'espace de neuf ans il sortit d'un abcès du foie, qui s'était ouvert à l'extérieur, de cinq à six cents petits calculs. J'ai moi-même vu un individu qui, à la suite d'un abcès semblable, en rendit une grande quantité dans l'espace de quatre ou cinq mois par une ouverture qu'on avait pratiquée dans la région hypocondriaque droite.

Les corps de cette nature que renferment la

vésicule ou les canaux cystique et cholédoque sont aussi le plus souvent multiples et plus ou moins variables sous le rapport de leur volume.

La forme des calculs hépatiques est en gé-néral ronde. Les pierres des canaux cystique et cholédoque ressemblent quelquefois à un pois, à une olive ; d'autres fois, elles sont triangulaires ou rétrécies et alongées à leur extrémité la plus rapprochée du duodénum. Quant à celles de la vésicule, s'il n'y en a qu'une, elle est le plus communément sphérique. S'il y en a plusieurs, la pression et le contact les rendent prismatiques, cubiques, quadrilatères, etc. ; leur surface, presque toujours lisse, est dans certains cas surmontée d'inégalités, de lignes plus ou moins saillantes ou de tubercules. RICHTER a décrit un calcul de la vésicule qui avait la forme de ce réservoir, mais qui était deux fois plus volumineux que ne l'est cette poche dans son état naturel (1).

Les calculs biliaires sont pour ainsi dire susceptibles d'affecter toutes les couleurs. Morand (2) parle d'une pierre de ce genre dont la

____

(1) *Dictionnaire de médecine* en 18 volumes, tome IV, page 60.

(2) *Académie des sciences*, 1741, pages 261 et 351.

surface extérieure était luisante, d'un blanc
sale. On en a vu de grisâtres, de rouges, de
bleues, de transparentes comme du cristal, de
brillantes comme une escarboucle, de jaunes
comme du safran, de vertes comme des éme-
raudes, d'opaques, de rayonnées en diverses
couleurs ou par des couches lamellées.

La consistance de ces sortes de pierre varie
également beaucoup : certaines sont très dures ;
d'autres, friables, se réduisent facilement,
quand on les touche, en petits fragments ; il en
est qui tombent en poussière au moindre contact. Les couches extérieures sont pour l'ordinaire plus solides que celles du centre ; les unes
et les autres sont quelquefois molles comme de
la cire ; Koehler a vu un calcul dont le centre
offrait une cavité remplie en partie par une
masse savonneuse ; il était revêtu d'une écorce
qui ressemblait tant par la couleur que par la
consistance à de la cire blanche.

D'après M. John, on obtient des pierres biliaires chez l'homme de l'adipocire cristallisée,
de la matière jaune de la bile, un principe biliaire
sucré, une matière grasse et verte, une matière
jaune soluble dans l'eau, de l'oxyde de fer, du
phosphate de chaux, du carbonate de chaux,
des sels alcalins, une matière noire, de l'eau.

M. Chevreuil n'a retiré des calculs biliaires qu'il a analysés qu'une matière blanche cristalline, analogue à l'adipocire, qu'il a nommée *cholesterine*, une matière jaune et une petite quantité de picromel. M. Caventon a rencontré le picromel dans une pierre du poids de 12 à 13 décagrammes. M. Thénard, au contraire, l'a cherché inutilement ; il pense que les calculs qui nous occupent sont formés de 88 à 94 pour cent de cholestérine, et de 6 à 12 de principe colorant ou matière jaune de la bile. Les travaux des chimistes n'ont pas eu, comme on voit, des résultats parfaitement identiques ; mais on peut en conclure cependant que la cholestérine et la matière jaune font la base de tous les calculs biliaires.

La plupart de ces corps qu'on trouve hors du foie viennent de cet organe ; il n'y en a qu'un très petit nombre qui se développent primitivement dans la vésicule ou dans les canaux avec lesquels ce réservoir communique.

Des observations bien circonstanciées prouvent que les calculs biliaires peuvent se former et acquérir un volume très considérable sans produire un trouble sensible dans les fonctions. Mais, si l'on en croit les médecins qui ont écrit sur les maladies du foie, il n'en est que rarement ainsi. Suivant eux, les personnes qui ont des pierres biliaires commencent généralement par digérer les aliments avec beaucoup de difficulté ; leur bouche est amère ; leur salive abondante, surtout si le pancréas est atteint de quelque engagement. Elles ont quelquefois de l'inappétence, d'autres fois un appétit dévorant, et éprouvent même de la faim peu de temps après avoir mangé. Quand la maladie est plus avancée, des tiraillements, des douleurs, se font ressentir dans la région épigastrique, au-dessous du cartillage xiphoïde, et se renouvellent au commencement du repas, ou lorsqu'on est resté plusieurs heures sans rien prendre, et que l'estomac est vide d'aliments. Bientôt après, des douleurs plus ou moins fortes, constantes, longues ou passagères, se déclarent dans l'hypocondre droit. Les vents ou les gaz, ramassés dans les intestins, les distendent au point qu'il y a des coliques très vives. Les garde-robes perdent leur régularité ; elles sont tantôt trop fréquentes, tantôt très rares, bilieuses, liquides, sèches ou dures. La jaunisse survient souvent, mais c'est principalement quand les calculs obstruent le conduit hépatique ou le canal cholédoque que ce fait a lieu.

Tels sont les symptômes qui, assure-t-on,

dénotent la présence d'un ou de plusieurs calculs dans l'appareil biliaire. Mais outre que ces
symptômes n'appartiennent pas tous à l'irritation du foie, et qu'il en est beaucoup parmi eux
qui expriment une phlegmasie des organes digestifs, je ferai remarquer qu'on n'est nullement
en droit d'établir que les douleurs violentes dans
l'hypocondre, la tension, le gonflement de cette
partie, sont occasionés par les corps qui nous
occupent, car ces divers phénomènes morbides
se manifestent également quand l'hépatite dépend des causes qui la produisent ordinairement.
Ainsi donc, tant que les malades n'offrent que
les signes renfermés dans le tableau que je viens
de tracer, rien n'autorise à penser qu'ils ont des
calculs biliaires. Lorsque ces calculs se font
jour à l'extérieur, doit-on leur attribuer les dérangements avec lesquels leur expulsion coïncide? Voici quelle est mon opinion à cet égard :
quand des pierres biliaires sont rendues par les
selles ou par les vomissements, on n'est fondé
à avancer qu'elles ont déterminé les désordres
qu'on observe en pareille occurrence que tout
autant que les symptômes de l'hépatite ont paru
les premiers. Or je prouverai dans l'article suivant que, si les choses se passent de cette manière quelquefois, ce ne saurait être que fort

rarement. Je vais plus loin : lorsque des calculs sortent par l'ouverture naturelle ou artificielle d'un abcès à l'hypocondre, il n'est permis d'affirmer qu'ils ont produit cet abcès que dans les cas où l'inflammation a commencé par le tissu hépatique. Si, au contraire, elle a débuté par la membrane muqueuse gastro-intestinale, la présence d'un ou de plusieurs calculs dans l'organe qui sécrète la bile ne doit être considérée que comme une circonstance fortuite ou simplement adjuvante.

Les calculs qui passent du foie dans le canal intestinal peuvent oblitérer ce dernier s'ils sont gros ou si les matières fécales s'agglomèrent et se durcissent autour d'eux. Dans ce cas comme dans les précédents on n'est sûr qu'il existe des pierres biliaires qu'après qu'on les a vues ; mais ici, du moins, quand on les a vues, on ne peut rapporter à une autre cause les accidents qui accompagnent leur expulsion. Les obstructions intestinales de ce genre se terminent toujours par la mort lorsque la nature ou la médecine ne parviennent pas à les détruire (1). Mais

____

(1) Un homme âgé de soixante ans, et qui n'avait jamais eu de maladies graves, éprouva des étouffements accompagnés de toux, dont l'intensité alla toujours en

si par un moyen quelconque on réussit à déplacer les corps qui bouchaient le canal digestif, et à les faire sortir par l'anus, les souffrances cessent pour ainsi dire sur-le-champ.

J'ai dit que les calculs biliaires peuvent se former et acquérir un volume considérable sans produire un trouble sensible dans les fonctions. J'ajouterai que souvent ils n'entraînent aucune altération matérielle ou de structure du foie. Il

---

augmentant, ce qui ne l'empêcha pas de se livrer à un travail pénible. Il commença subitement à vomir dans la nuit du 24 janvier 1827 ; un peu de dévoiement survint, mais ne tarda pas à être remplacé par une constipation opiniâtre. Les vomissements se renouvelèrent, devinrent de plus en plus fréquents. Le malade dépérit rapidement ; il entra à l'infirmerie, le 30 janvier, et mourut après avoir constamment vomi, sans que la constipation eût cessé, et après avoir présenté les symptômes de la gastro-entérite. Le ventre était en outre plat en bas, et tuméfié dans la région épigastrique. A l'autopsie, on trouva les marques d'une violente gastro-entérite, et de plus un calcul biliaire ayant un pouce trois lignes de hauteur et un pouce deux lignes de largeur. Ce calcul, engagé dans le jéjunum, l'obliterait entièrement. La vésicule biliaire était squirrheuse ; le tissu cellulaire qui l'unissait au foie était le siége d'une suppuration chronique. (*Annales de la doctrine physiologique*, août 1827, 8e numéro.)

arrive presque toujours aussi qu'on n'aperçoit pas le moindre changement dans les propriétés physiques ou dans la composition de la bile.

Les femmes, les hommes de cabinet, en général les personnes qui mènent une vie sédentaire, sont plus sujettes aux calculs biliaires que celles qui font beaucoup d'exercice ou qui se livrent à des travaux pénibles. SANDORF assure que les individus très gras en souffrent plus souvent que ceux qui sont maigres. HALLER et SÆMMERING prétendent que les prisonniers en sont très fréquemment atteints. HOFFMANN a cru remarquer qu'ils se développent principalement chez les personnes âgées, et WALTER va jusqu'à établir presque comme une loi qu'on ne les observe pas chez l'homme avant trente ans. Mais cette règle souffre de nombreuses exceptions : car WALTER lui-même parle d'une femme de vingt-cinq ans chez qui on trouva vingt-huit calculs biliaires ; et BEVERHOYT en a rencontré chez une fille de vingt-quatre ans, sur le corps d'un enfant de treize ans, et même chez un sujet beaucoup plus jeune.

Une chose sur laquelle les pathologistes n'ont pas insisté, ou de laquelle, du moins, ils n'ont tiré aucune conséquence, c'est que tous les malades qui rendent des calculs biliaires par les selles

ou par les vomissements souffrent depuis long-
temps de coliques intestinales et de douleurs à
l'hypocondre droit. Or, comme chez presque
tous ces individus les coliques intestinales ont
constamment paru les premières, et s'étaient déjà
renouvelées plusieurs fois quand l'hypocondre
est devenu douloureux, on peut avec assez de raison penser que les calculs se sont développés alors
sous l'influence de l'irritation qui a été transmise
au foie par les voies digestives. Il n'en est pas
de même pour les pierres biliaires qui ne se font
pas jour à l'extérieur, et qui ne déterminent
aucun trouble sensible dans les fonctions. Je sais
bien qu'on pourrait alléguer, à la rigueur, que
l'irritation hépatique bornée à son premier degré préside à leur formation ; mais ce ne serait
là qu'une hypothèse : mieux vaut avouer fran-
chement que nous ignorons quel est dans cette
circonstance le mécanisme de leur production.

Les médecins de tous les temps ont administré une infinité de remèdes aux individus atteints de calculs biliaires. Les uns, sans trop connaître la nature et la composition de ces calculs,
ont cherché les moyens de les dissoudre, et ont
préconisé pour cela les solutions de muriate
d'ammoniaque, de sous-carbonate de potasse,
d'acétate de potasse, etc. Les autres, croyant

avoir observé que les pierres biliaires qui se forment chez les animaux, et particuliérement chez les bœufs, ne se rencontraient que pendant l'hiver, au printemps, et disparaissaient en été, ont attribué la disparition de ces corps au changement de nourriture; à l'influence des herbes fraîches, et ont recommandé en conséquence les aliments végétaux, les sucs extraits du pissenlit, du trèfle d'eau, de la chicorée, de la fumeterre, de la saponaire, du cerfeuil, etc. ; la décoction de ces mêmes plantes ; les fruits bien mûrs, tels que les pommes, les poires, le raisin, etc. D'autres enfin, dans le but de provoquer l'expulsion des calculs dont il s'agit, ont prescrit les purgatifs, les éméto-cathartiques, tous les prétendus fondants, et notamment le remède de *Durande*, qui est un mélange de trois parties d'éther sulfurique et de deux parties d'huile essentielle de térébenthine.

Pour moi, je n'hésite pas à avancer que les pierres biliaires n'exigent pas de traitement particulier. Si l'on réfléchit, en effet, 1° que l'existence de ces pierres ne peut être constatée que lorsqu'elles se font jour à l'extérieur ; 2° que ce n'est que fort rarement qu'on est alors en droit de leur attribuer les accidents avec lesquels leur expulsion coïncide ; 3° que, dans cette dernière hypothèse, les médicaments qu'on dirigerait contre elles ne pourraient qu'exaspérer la maladie qu'elles ont occasionée, et qui est, comme on sait, une irritation très vive du foie et de la membrane muqueuse gastro-intestinale ; si l'on réfléchit, dis-je, à ces diverses circonstances, on restera convaincu qu'il est beaucoup plus rationnel de combattre l'affection que je viens de nommer que de s'occuper de corps que nous n'avons d'ailleurs aucuns moyens de dissoudre ou d'expulser. Non seulement les agents thérapeutiques dont j'ai parlé plus haut ne jouissent ni de l'une ni de l'autre de ces propriétés, mais la plupart sont des stimulants très énergiques et qui par cela seul doivent être rejetés.

COLIQUE HÉPATIQUE.

L'opinion la plus généralement répandue sur le mode de production de la colique hépatique est qu'elle reconnaît toujours pour cause des pierres qui, logées dans le foie ou dans ses annexes, tendent à passer dans le duodénum. D'après cela, il est clair qu'on ne doit désigner sous le nom de colique hépatique que les cas où l'appareil biliaire est primitivement affecté. Or si l'on examine avec attention les observations qui portent ce titre dans l'ouvrage de M. Por- tal (1), on ne tardera pas à s'apercevoir que, dans toutes celles qui ont reçu un développement convenable, ou dont on peut du moins tirer quel- que conséquence, les dérangements avaient commencé par la membrane muqueuse digestive. Les premiers phénomènes morbides qui se ma- nifestèrent chez le président *Dormesson*, ainsi que chez Madame *Noël* et *l'abbé Bonafos* (2), pro- venaient d'une lésion du tube alimentaire; ce ne fut que par la suite que la région hypocondria- que droite devint douloureuse. Que conclure de là? que l'état morbide qui nous occupe n'existe pas? Non certes, car rien ne s'oppose à ce que des pierres renfermées dans le foie n'irritent cet organe et ne déterminent *une douleur plus ou moins gravative, lancinante ou piquante, sans fièvre aiguë, qui a son siége principal dans l'hypocondre droit, et qui s'étend du parenchy- me hépatique dans les parties voisines, l'esto-*

______

(1) C'est-à-dire non seulement les faits de ce genre qu'il a recueillis lui-même, mais la presque-totalité de ceux que les auteurs nous ont transmis.

(2) *Maladies du foie*, pages 171, 172, etc.

mac, *le colon*, *etc*. (1). Mais ce qu'on ne saurait s'empêcher de m'accorder, c'est que nous ne
possédons peut-être pas un seul fait d'où l'on
puisse déduire rigoureusement l'existence de cet
état morbide. Que si l'on me demande maintenant quelle est la maladie avec laquelle on l'a
confondu si souvent, je répondrai que les auteurs ont donné le titre de colique hépatique à
diverses affections, mais que l'espèce d'irritation
intestinale qu'on appelle vulgairement *colique*
me paraît l'avoir reçu toutes les fois que, par ses
retours fréquents et le degré d'intensité qu'elle
avait acquis, elle s'était propagée à l'appareil
biliaire, et qu'à cette circonstance se joignait
celle de l'expulsion de calculs par les selles ou
par les vomissements.

M. Andral a publié dernièrement que la colique hépatique n'est autre chose, dans certains
cas, qu'une névralgie ayant son siége dans le
plexus hépatique. Cette manière de voir, si elle
était fondée, apporterait nécessairement quelques modifications à celle d'après laquelle je
viens d'argumenter ; mais, sans nier la possibi-

---

(1) C'est la définition que M. Portal donne de la
colique hépatique. (Ouvrage cité, page 184.)

lité des névralgies du foie, je ferai observer qu'elles sont entièrement inconnues, et qu'une théorie qui reposerait sur une pareille base ne serait qu'une pure hypothèse (1).

DU MODE DE PRODUCTION DE L'ASCITE
A LA SUITE DES MALADIES DU FOIE.

L'ascite n'est point une maladie du foie; mais comme elle se developpe très souvent pendant le cours des affections de ce viscère, je suis bien aise de dire ici quel est dans ce cas son mode de production. Lorsqu'un individu, après avoir présenté tous les signes d'une hépatite aiguë, devient hydropique, il est clair que l'épanchement de sérosité dépend d'une cause sthénique : c'est un surcroît d'activité sécrétoire du péritoine qui le produit. Pour ce qui concerne l'ascite qui se forme à la suite d'une obstruction hépatique, il était encore généralement admis, au commencement de ce siècle, que les collections

____

(1) Voyez, pour le traitement de la colique hépatique, ce que je dis page 170, relativement à la conduite qu'il convient de tenir dans les cas où les malades rendent des calculs par les selles ou par quelque autre voie.

aqueuses abdominales qu'on observe en pareille occurrence provenaient *de ce que, le foie étant obstrué, et, par ce fait, imperméable à la lymphe pompée par les bouches des absorbants, ce liquide s'accumulait dans le bas-ventre* (1). Aujourd'hui que nous sommes mieux fixés sur la nature et les causes des maladies, la plupart des médecins pensent que la variété de l'ascite qui nous occupe est occasionée par une phlegmasie chronique de l'organe sécréteur de la bile. La dernière de ces propositions est sans contredit beaucoup plus rationnelle que la première ; cependant elle ne donne pas une idée parfaitement juste du mécanisme par lequel s'opère alors l'hydropisie. On aurait tort de se figurer en effet que ce phénomène pourrait avoir lieu si les désordres se bornaient au parenchyme hépatique : le foie n'est point susceptible d'exhaler de sérosité, comme semble l'insinuer M. ITARD (2). Ce n'est jamais que lorsque l'irritation s'est communiquée au péritoine que les fluides s'épanchent dans l'abdomen.

Cette explication ne s'accorde pas avec la

———————

(1) *Dictionnaire des sciences médicales*, tome XXII, page 378.

(2) Ouvrage cité, tome *id.*, page *id.*

manière de voir de M. Bouillaud, qui, comme on sait, prétend que la cause immédiate de l'ascite dite passive est l'oblitération de la veine porte. Mais je ferai remarquer d'abord que l'hydropisie dont il s'agit peut se manifester dans les affections chroniques du foie qui ont reçu le nom d'*obstructions*, sans que la veine porte se trouve oblitérée, ou qu'il y ait même dans l'économie aucun autre obstacle au retour du sang. D'un autre côté, si l'on reconnaît avec moi que les dégénérescences tuberculeuses, cancéreuses, etc., dépendent constamment d'une irritation, on ne saurait me refuser que, lorsque l'une de ces productions morbides coexiste avec un obstacle au cours du sang, le premier de ces ordres de causes concourt comme le second à la production de l'hydropisie. Si, au contraire, on se croit en droit de nier la nature sthénique des obstructions hépatiques, et qu'un obstacle au cours du sang veineux soit dans ce cas la seule lésion apparente à laquelle on puisse attribuer l'ascite, on n'est nullement autorisé pour cela à établir que la cause prochaine de celle-ci a été le ralentissement de la circulation veineuse. Toutes les fois que les veines abdominales distendues par les fluides n'absorbent plus, le sang artériel se ramasse dans le péritoine, parce que, d'une part, le cœur continue à lui en envoyer , et que, de l'autre, les radicules veineuses de cette membrane ne contribuent plus à dégorger les radicules artérielles qui leur correspondent. L'accumulation du sang rouge devient une cause de stimulation pour le tissu péritonéal ; l'activité sécrétoire de ce tissu augmente , et il résulte de ce fait une collection d'eau plus ou moins consi-dérable. Ainsi , quand même on ne regarderait pas les tubercules, les cirrhoses , etc., comme le produit d'une maladie irritative , on serait tou-jours forcé de m'accorder que l'obstacle au cours du sang , qui, selon M. Bouillaud , détermine immédiatement l'hydropisie dans cette circon-stance , ne l'occasione que par l'intermédiaire du péritoine surexcité.

Lors donc que les obstructions du foie existent seules ou qu'elles sont compliquées d'un obstacle au cours du sang, et qu'une ascite survient, la cause prochaine de celle-ci est l'irritation. L'ascite dite passive est donc de même nature que l'ascite sthé-nique ; la première est à la seconde ce qu'une affection chronique est à une affection aiguë.

MALADIES DES VOIES D'EXCRÉTION
DE LA BILE.

Les voies d'excrétion de la bile sont susceptibles de s'enflammer, et leur inflammation peut se borner à l'un des tissus qui entrent dans leur structure, ou les affecter tous en même temps. M. Louis a vu la membrane qui tapisse leur surface interne ulcérée; M. ANDRAL a eu occasion, au contraire, de la trouver très tuméfiée, épaissie, hypertrophiée. Suivant ces messieurs également, les tissus subjacents à cette membrane sont tantôt infiltrés de sérosités ou de pus, tantôt ramollis, profondément ulcérés; da nscertains cas, considérablement épaissis, indurés, squirrheux; ailleurs enfin transformés en tissus fibreux, cartilagineux, ou parsemés de plaques osseuses.

Il arrive quelquefois que les calculs qui se forment ou s'engagent dans les voies biliaires deviennent pour elles une cause de phlegmasie; mais le plus ordinairement leur irritation se déclare sous l'influence de celle du tube digestif, du parenchyme hépatique, ou des organes qui leur sont contigus.

La cavité des canaux cystique, hépatique ou

cholédoque peut s'effacer complétement: ces canaux ressemblent souvent alors à de véritables cordons fibreux. Lorsque leur oblitération n'est que partielle, ce qui est le plus commun, la portion de la cavité qui n'est pas obstruée conserve son calibre normal ou acquiert plus d'ampleur. Dans un cas particulier où un calcul bouchait l'orifice duodénal du canal cholédoque, M. ANDRAL assure que celui-ci était tellement dilaté dans le reste de son étendue, que son diamètre égalait celui de la veine porte. On conçoit facilement que le même effet aurait pu avoir lieu si l'obstacle avait été dû à une autre cause.

La membrane muqueuse de la vésicule peut aussi épaissir au point d'en oblitérer entièrement la cavité. On a vu cette poche ne former plus qu'un petit corps plein auquel se terminait le canal cystique. Si l'on en croyait même les auteurs, elle aurait entièrement disparu quelquefois, et l'on n'aurait trouvé à sa place que du tissu cellulaire plus ou moins condensé.

J'ai parlé, dans l'un des articles précédents, des pierres qui passent du foie dans la vésicule, ou qui se développent primitivement dans celle-ci. Ce qu'il me reste maintenant à signaler à l'attention des praticiens, c'est que, lorsque le canal cholédoque est oblitéré et que les conduits hépa-

tique et cystique ne le sont pas, la bile s'accumule dans son réservoir et donne lieu à une tumeur qui dépasse le bord tranchant du foie.

Cette tumeure, située presque toujours immédiatement au-dessous du rebord cartilagineux
des côtes droites, s'étend parfois plus bas dans
l'hypocondre, et sa direction en pareille occurrence est tantôt perpendiculaire, tantôt singu-
lièrement inclinée en arrière ou en avant. M.
ANDRAL a rencontré un individu chez qui la
vésicule avait acquis des dimensions si extraor-
dinaires, qu'elle touchait la crête iliaque, et
même descendait jusque dans la fosse de ce
nom.

Les tumeurs biliaires ont été prises assez fréquemment pour des abcès hépatiques. Le célèbre J. L. PETIT commit cette méprise, et c'est
ce qui le porta à chercher à déterminer les signes qui caractérisent chacune de ces affections,
et à fournir ainsi le moyen de les distinguer l'une
de l'autre.

Suivant lui, l'intumescence qui dépend d'un
abcès hépatique est large, non circonscrite, et
peut occuper tous les points de l'abdomen qui
correspondent au foie; celle qui est occasionée
par la vésicule du fiel est circonscrite, et se manifeste le plus souvent au-dessous des fausses cô-

tes droites. Dans le premier cas, les parties enflammées offrent long-temps une dureté profonde à laquelle succède un empâtement qui ne se dissipe qu'après que le pus a été évacué ; la fluctuation ne se fait sentir qu'au centre de la tumeur, et le pourtour en est constamment dur et élevé. Dans le second cas, il n'y a ni dureté ni empâtement ; la fluctuation est évidente partout. J'ajouterai que les abcès hépatiques, presque constamment précédés de douleurs pulsatives, s'accompagnent d'alternatives de sueurs et de frissons, d'exacerbations vers le foie, d'un état d'abattement qui n'est pas en rapport avec la diminution des douleurs, etc., ce qui généralement ne s'observe pas dans les tumeurs biliaires.

Lorsque la vésicule se trouve distendue outre mesure, la tumeur qu'elle constitue disparaît, si l'obstacle qui s'opposait à l'écoulement de la bile cesse d'exister. Cette tumeur se dissipe également quand la vésicule se rompt et donne issue au liquide qu'elle contient. Dans ce cas, si cette poche a préalablement contracté des adhérences avec les parois abdominales, la bile se fait jour à l'extérieur ; ce fluide passe, au contraire, dans un autre organe creux, s'il s'est opéré entre cet organe et la vésicule quelque communication insolite. Ces deux circonstances exceptées, c'est toujours dans le péritoine que s'effectue l'épanchement.

Le réservoir de la bile peut se déchirer par le fait seul de sa distension ; mais le plus communément sa rupture est due à ce que les parois atteintes d'une inflammation chronique s'altèrent, s'amincissent et se perforent. Cette rupture, au surplus, n'est pas la conséquence nécessaire du non-rétablissement du cours de la bile : il est des tumeurs biliaires qui persistent jusqu'à la mort ; on prétend même qu'il y en a où les parois de la vésicule, loin de s'amincir en se distendant, comme il semble que cela devrait être, acquièrent plus d'épaisseur qu'elles n'en ont dans l'état physiologique, et présentent des fibres rougeâtres, d'apparence musculaire.

ICTÈRE.

On donne le nom d'*ictère*, d'*ictéricie*, de *jaunisse*, à la coloration en jaune de la peau. Cet état du derme est presque toujours lié à une altération organique appréciable de l'un des points de l'appareil biliaire, et c'est ce qui fait qu'aujourd'hui on le regarde non comme une maladie, mais comme un symptôme de maladie.

Lorsque l'ictère se développe chez un individu, il commence par la conjonctive, vers l'angle interne des yeux, d'où il se répand sur toute la portion de cette membrane qui recouvre la cornée transparente. Bientôt après, la peau des tempes, les commissures des paupières, le pourtour des lèvres et des ailes du nez, se colorent en jaune. Viennent ensuite le cou, la partie antérieure de la poitrine, la paume des mains, le bout des doigts, les ongles même, et successivement toute l'habitude extérieure du corps. Les lèvres, quoi qu'en aient dit quelques écrivains, restent constamment rouges chez les ictériques. La peau présente souvent, surtout dans ses plis ou ses rides, des lignes jaunes, de petites taches jaunes ou brunes, qui s'agrandissent, se confondent, et forment des plaques plus ou moins étendues. La jaunisse peut être partielle; et ce qui est assez remarquable, c'est qu'elle se montre quelquefois alors sur des surfaces qui, dans l'ictéricie générale, sont peu ou point colorées. M. FERRUS parle d'une femme de la Salpétrière « chez qui la plupart des solides, à l'exception de la peau, furent trouvés d'une teinte ictérique très intense; le tissu sous-arachnoïdien et le tissu adipeux de tout le corps étaient infiltrés d'une sérosité de couleur jaune safranée. Le foie était gros et gorgé de sang, mais aucun obstacle apparent ne s'opposait à l'excrétion de la bile. La vésicule en contenait une grande quantité d'une teinte foncée ; la moindre pression la faisait couler dans le duodénum (1). » On a vu des sujets chez qui la face était colorée seule en jaune. Une fille tourmentée depuis un mois par une démangeaison des téguments des mamelles eut ces parties frappées d'ictéricie immédiatement après l'emploi de quelques purgatifs. On lit dans les *Ephémérides des curieux de la nature* l'observation d'un homme dont le côté gauche avait pris une couleur jaune, tandis que le côté droit était noir et le visage vert.

Les auteurs prétendent que dans l'ictère les déjections alvines sont pour l'ordinaire décolorées, grisâtres, presque blanches ; mais je crois pouvoir assurer qu'il est beacoup plus commun qu'on ne pense de les voir conserver leur couleur naturelle. Les urines, également, n'offrent pas toujours d'altération notable. Lorsqu'elles éprouvent quelques changements, c'est d'abord sous le rapport de leur limpidité, qui paraît plus grande que dans l'état normal ; bientôt après

---

(1) *Dictionnaire de médecine* en 18 volumes, tome xii, page 20.

elles deviennent d'un jaune foncé et teignent en
jaune le linge et le papier. Vers la fin des accidents, c'est-à-dire à l'époque où, la maladie qui
occasione l'ictère disparaissant, ce dernier disparaît aussi, les urines sont assez souvent troublées
par un sédiment rougeâtre extrêmement ténu,
qui se dépose très lentement. « C'est encore vers
cette période qu'elles présentent quelquefois à leur
superficie une couche comme huileuse qui donne des reflets assez vifs et pour ainsi dire mé-
talliques. Ce caractère, d'ailleurs, n'est point
propre à l'ictéricie : il se remarque toutes les fois
que les urines se décomposent à l'air libre ; il
est seulement ici moins tardif. (1) »

La jaunisse peut ne s'accompagner que des
symptômes que je viens d'énumérer. Quand,
par exemple, elle reconnaît pour cause une vive
émotion morale, la respiration et la circulation
conservent fréquemment une intégrité parfaite ;
il n'est pas rare même que, très peu de temps
après son développement, les organes digestifs
ne fournissent aucun signe d'irritation. Mais
dans le plus grand nombre des cas d'ictère il

(1) *Dictionnaire de médecine* en 18 vol., tome XII,
page 21.

n'en est point ainsi, et à l'ensemble des phénomènes dont il s'agit se joignent les symptômes
suivants : dans le principe, dégoût, anorexie;
langüe couverte d'un enduit jaunâtre qui s'étend
quelquefois aux dents, aux gencives et à toute
la membrane muqueuse buccale ; goût de bile,
rapports de gaz acerbes, etc. ; à une époque plus
avancée, nausées, vomissements, fièvre, douleur
vive dans l'hypocondre droit, etc.

Les médecins anciens pensaient généralement
que la coloration en jaune de la peau provenait
de la bile, qui, par une cause qu'ils ne connais-
saient pas, se mêlait au sang et circulait avec
lui. Plus tard, lorsque l'anatomie pathologique
eut appris que, toutes les fois que le canal cholédoque est oblitéré, le phénomène qui nous occupe a lieu, on fut conduit à poser en principe
que les nombreux absorbants du foie étaient
le moyen par lequel la bile ou seulement quelques uns des éléments qui la composent pas-
saient dans le torrent circulatoire. Vers la fin
du siècle dernier, quelques pathologistes avan-
cèrent qu'il y avait dans l'ictère *dissociation
des éléments du sang, et formation d'un liquide particulier, analogue à la bile uniquement
sous la rapport de la couleur, et qui s'épanchait
entre les lames du tissu cellulaire.* D'autres,

ayant cru remarquer 1º que l'espèce de spasme qu'on appelle *chair-de-poule* donne quelquefois une teinte jaunâtre à la peau, 2º que ce genre de spasme cesse constamment avec la vie, et que la couleur ictérique disparaît quelquefois aussi après la mort, conclurent de ces diverses circonstances que la plus grande analogie existait entre l'état spasmodique dont je viens de parler et la jaunisse, et que par conséquent celle-ci n'était que le résultat *d'une modification apportée à la circulation dermique.* Deux ou trois écrivains de nos jours ont publié *que l'ictère dépend de ce que le foie cesse de séparer de la masse du sang les matériaux de la bile que l'on suppose y exister* (1). Enfin M. Dubreuil, professeur à Montpellier, s'est cru en droit d'établir tout récemment que *la teinte ictérique est la suite d'une modification maladive des parties constituantes du sang, peut-être de la matière colorante portée sur le sérum* (2).

Ces cinq théories prouvent d'une part qu'on a de tout temps cherché à expliquer comment, à l'occasion d'un état morbide existant dans le

---

(1) Andral, *Clinique médicale*, tome iv, page 57.
(2) *Ephémérides médicales*, 1826.

foie ou ailleurs, il arrive qu'une matière colorante jaune vient à imprégner plusieurs de nos
tissus et se montre en même temps dans les
liquides ; de l'autre, que les médecins ne sont pas
d'accord sur ce point de pathologie. Que si l'on me
demande maintenant ce que je pense de chacune
d'elles en particulier, je répondrai que la 2e, la
4e et la 5e, sont basées sur des suppositions purement gratuites (*la dissociation des éléments
du sang, la présence des principes constitutifs
de la bile dans le sang normal, le transport de
la matière colorante sur le sérum*); que la 3e
est également insoutenable, car il est faux que
la teinte que prend la peau dans ce qu'on appelle
chair-de-poule ressemble en rien à celle de la
jaunisse, et personne n'ignore que cette dernière
ne disparaît après la mort que très rarement.
La théorie des anciens, telle qu'elle a été mo-
difiée par les anatomo-pathologistes, mérite
seule, selon moi, d'être prise en considération.
Je n'ignore pas qu'on a allégué que dans cette
manière de voir on n'expliquait pas la formation des jaunisses qui dépendent d'une cause
autre que l'oblitération du canal cholédoque ou
du conduit hépatique ; et que d'ailleurs, si ce
fluide, dont les propriétés sont si marquées,
était absorbé, il ne circulerait pas impunément

dans les vaisseaux sanguins, où l'introduction
des substances les moins actives produit toujours
des accidents graves. Mais je ferai observer, relativement à la première de ces objections, qu'il
n'y a aucune raison pour croire que la bile n'est
pas absorbée dans ce cas. Nous verrons plus bas,
en effet, que les diverses espèces d'ictère dont
parlent les auteurs n'ont lieu que tout autant
que le foie est atteint d'irritation. Or il ne répugne nullement d'admettre que les absorbants
contenus dans ce viscère, étant nécessairement
alors surexcités, pompent la bile, ou s'emparent
seulement de quelques uns de ses principes et
les transportent dans le torrent circulatoire.
Quant à la seconde, ceux qui l'ont avancée disent à l'appui que M. MAGENDIE affirme qu'un
animal d'un volume moyen mourut après qu'on
lui eut injecté dans les veines sept grammes de
bile. Mais est-on sûr que la bile que M. MA-
GENDIE injecta n'avait pas acquis, par le contact
de l'air, des qualités plus âcres, plus corrosives,
que celles qu'elle avait pendant qu'elle était ren-
fermée dans la vésicule? Et si on ne l'est pas,
est-on autorisé, je le demande, à regarder les
conséquences qui découlent de ce fait comme
très rigoureuses? On a tort d'assimiler les expé-
riences plus ou moins imparfaites des vivisec-

tours aux opérations de la nature, et de se figurer que les unes et les autres doivent avoir les mêmes résultats. Pour que ceux-ci fussent identiques, il faudrait qu'il y eût identité dans les procédés, et cela n'est pas. De pareilles objections, au surplus, perdent toute leur force devant les belles recherches de MM. ORFILA, CHEVREUL, etc., qui, comme on sait, ont démontré que le sang et les urines des ictériques contiennent plusieurs des principes constituants de la bile. Vainement m'opposera-t-on que ces principes existent dans le sang normal. La preuve du contraire, c'est qu'on n'a jamais rencontré les matériaux de la bile que dans le sang et les urines des ictériques. Dire que chez les autres individus ces matériaux ne peuvent être découverts dans nos humeurs, parce qu'ils s'y trouvent en trop petite quantité, éliminés qu'ils sont par le foie (1), c'est substituer une hypothèse à une réalité.

De toutes les théories qui ont été émises sur la question qui nous occupe, celle des anciens, je le répète, est la seule qui mérite d'être prise en considération. Fondée sur la liaison presque

***

(1) ANDRAL, *Clinique médicale*, tome IV, page 57.

constante d'une maladie appréciable du foie avec l'ictère, sur l'analogie de la teinte ictérique avec celle des tissus animaux qui sont imprégnés de bile, sur la certitude qu'on a qu'un obstacle à l'excrétion de la bile entraîne toujours la coloration en jaune de la peau, sur la présence de ce fluide ou de quelques uns de ses principes dans le sang chez les ictériques, tout concourt à lui donner l'apparence de la vérité et me détermine à l'adopter.

L'affection dans laquelle l'ictère s'observe le plus communément est l'hépatite aiguë ou chronique.

La gastro-entérite, que presque tous les pathologistes mettent au nombre des causes de la jaunisse, ne la produirait jamais si elle existait seule. Ce n'est que lorsque cette phlegmasie s'est communiquée au foie et que celui-ci est atteint d'irritation que la peau se colore en jaune.

L'anatomie pathologique nous a fait connaître depuis long-temps que les obstacles mécaniques à l'écoulement de la bile s'accompagnent constamment d'ictéricie. Ces sortes d'obstacles ont leur siége dans les canaux hépatique et cholédoque. Pour ce qui concerne la vésicule et le conduit cystique, leur oblitération ne détermine pas la coloration en jaune de la peau, sans doute parce qu'elle n'empêche pas la bile de continuer à passer dans les voies digestives. On s'accorde généralement à regarder les calculs qui se trouvent logés dans les canaux hépatique et cholédoque comme une cause fréquente de leur obstruction. Il arrive quelquefois que la membrane muqueuse du dernier de ces conduits s'enflamme sous l'influence d'une gastro-entérite et s'épaissit au point de l'oblitérer complétement ; on a vu aussi un ver s'introduire par son orifice duodénal et le boucher. Mais, le plus ordinairement, les obstacles qui nous occupent dépendent d'une compression exercée soit par une tumeur du foie, soit par des kystes, des masses squirrheuses, développés dans les organes qui touchent les canaux excréteurs. M. PORTAL cite un cas où la partie droite du pancréas tuméfié et dure comprimait l'orifice du canal cholédoque ; il parle également d'un notaire chez qui le même orifice était oblitéré par une tumeur cancéreuse située dans le duodénum (1).

Lorsque l'un des canaux hépatique et cholédoque est obstrué, la bile s'accumule au-dessus de l'obstacle, et par son séjour devient un sti-

----

(1) *Maladies du foie*, pages 124 et 127.

mulant pour les vaisseaux biliaires et les derniers ramuscules de ces vaisseaux. De là l'irritation se propage au parenchyme hépatique :
c'est alors seulement que la jaunisse se manifeste.

Il n'est pas rare de voir l'ictère survenir à la
suite des opérations chirurgicales longues et dou-
loureuses, d'une plaie d'arme à feu, d'une plaie
par déchirement, d'une hernie étranglée, d'une
entorse, etc. D'autres fois ce phénomène se déclare subitement après un accès de colère, une
vive frayeur, etc. « Les auteurs, dit M. Portal, ont consigné dans leurs écrits des exemples de ces jaunisses, et particulièrement La-
zare Rivière, Hoffmann, Morgagni, Lal-
lemand, qui a écrit un assez bon traité sur
les passions ; on y voit que des criminels ont
eu la jaunisse la plus intense dès qu'on leur a
prononcé leur arrêt de mort, que d'autres personnes sont devenues très jaunes en apprenant
la perte d'un procès, la mort inattendue de quel-
qu'un tendrement aimé (1). » Les passions tristes
long-temps prolongées favorisent aussi le développement de la teinte ictérique, et plusieurs
médecins assurent que les passions gaies peuvent

______

(1) *Maladies du foie*, page 141.

13

avoir le même résultat. Dans tous ces cas, la jaunisse a été regardée comme provenant d'une cause purément nerveuse ; mais la vérité est qu'elle n'a lieu que parce que, sous l'influence de l'une des causes dont il est question dans ce paragraphe, la membrane muqueuse gastro-intestinale fortement surexcitée a fait participer le foie à son état de souffrance. Les accidents généraux qui accompagnent les grandes opérations de chirurgie, les plaies d'armes à feu, etc., débutent toujours par le tube alimentaire, et l'on peut sans crainte avancer que l'irritation du parenchyme hépatique n'est jamais alors que consécutive à celle des voies digestives. C'est aussi par l'intermédiaire d'une irritation gastro-intestinale que les vives affections de l'âme, les passions tristes ou gaies déterminent l'ictère. M. ANDRAL pense que le cerveau réagit directement en pareille occurrence sur le plexus hépatique. Mais si l'on réfléchit 1º que l'ictéricie dite *spasmodique* ne s'observe que chez les individus très irritables, très disposés aux maladies de l'appareil biliaire, qui présentent en un mot tous les caractères de ce que les anciens appelaient *pléthore bilieuse ;* 2º que le cerveau et l'estomac sont liés par les sympathies les plus étroites, et qu'il n'est pas prouvé que le premier de ces organes soit en rapport intime d'action avec le foie; 3° que les passions tristes coexistent le plus souvent avec une gastrite chronique ; 4° que l'hépatite qui se développe pendant le cours d'une phlegmasie cérébrale non traumatique a constamment été précédée des symptômes de la gastro-entérite ; si l'on réfléchit , dis-je , à ces diverses circonstances , on en conclura sans peine que l'état du foie qui produit l'espèce d'ictère dont il s'agit ici reconnaît pour cause prochaine une lésion gastro-intestinale , qui , elle-même , est survenue immédiatement après une émotion morale vive , telle qu'une grande frayeur , un accès de colère , etc.

La jaunisse qui se manifeste quelquefois chez les femmes enceintes est due , suivant les uns , au développement de la matrice , qui , dans la grossesse , apporte une gêne plus ou moins considérable à la sécrétion de la bile ; suivant les autres , au contraire , *ce phénomène doit être rapporté à un nouveau mode d'action de tous les viscères abdominaux , à une sorte de spasme qui correspond à celui qu'éprouve l'utérus pendant les premiers mois de la gestation* (1). Pour

---

(1) *Dictionnaire de médecine* en 18 volumes, tome XII, page 18.

13.

moi je pense que l'influence sympathique que la matrice exerce sur les voies digestives dans la grossesse nous donne une raison très satisfaisante du mode de production de l'ictère dans ce cas. C'est encore ici une irritation gastro-intestinale qui, transmise au foie, occasione la coloration en jaune de la peau.

J'ai avancé, comme on sait, en réfutant l'une des objections qu'on a faites à la théorie de l'absorption de la bile, que nous verrions plus bas que l'ictère ne s'observe que tout autant que le foie est atteint d'irritation. Cette proposition se trouve démontrée maintenant, car il résulte de ce que je viens de dire sur les diverses causes que les auteurs ont assignées à la coloration en jaune de la peau que, quelles que soient les circonstances dans lesquelles ce phénomène ait lieu, la condition *sine quâ non* de son existence est le développement antérieur d'une irritation du foie, tantôt légère et ne s'annonçant que par les signes qui dénotent une supersécrétion de bile, tantôt offrant les caractères d'une hépatite plus ou moins intense. Cela posé, si l'on se rappelle que les matériaux de la bile n'ont jamais été rencontrés que dans le sang et les urines des ictériques, on sera naturellement conduit à établir que, puisque d'une part la teinte ictérique ne com-

mence à se manifester que lorsque le parenchyme hépatique est devenu le siége d'une surexcitation morbide, et que de l'autre les éléments
de la bile n'existent pas normalement dans nos
humeurs, la formation de la jaunisse est due en
définitive à ce que, le foie étant atteint d'irritation chez les ictériques, les absorbants de ce viscère sont nécessairement alors doués d'une activité plus grande que de coutume, et pompent le
fluide biliaire ou s'emparent seulement de quelques uns de ses principes et les transportent dans
le torrent circulatoire. On m'opposera sans
doute qu'il arrive souvent que la jaunisse n'accompagne pas l'irritation hépatique, et qu'elle
devrait cependant en être inséparable, s'il était
vrai qu'elle dépendît de ce que, le foie étant atteint
d'irritation, les absorbants qui entrent dans la
structure de ce viscère se trouvent surexcités
et exercent leur action sur la bile. Mais ici comme dans beaucoup d'autres cas il faut faire la
part de ce qui nous échappe dans l'étude des
causes des maladies, et que dans notre ignorance
nous désignons sous le nom d'idiosyncrasie, de
disposition individuelle. Si tel sujet souffrant
d'une hépatite ne devient pas ictérique, tandis que tel autre affecté de la même phlegmasie,
ou n'ayant qu'une irritation du foie peu pronon-

cée, voit sa peau se colorer en jaune, c'est que la constitution de ce dernier l'y dispose davantage.

Les pathologistes ont appelé *symptomatique* l'ictéricie qui dépend d'une hépatite aiguë ou chronique, d'un abcès ou d'une dégénérescence du tissu propre du foie ; *spasmodique* ou *essentielle* celle qui se développe après une émotion morale vive, pendant la grossesse, etc ; *calculeuse* celle qui survient lorsque des pierres ont produit l'obstruction du canal cholédoque ; *par compression* celle qui résulte de l'oblitération des canaux excréteurs par une tumeur située dans leur voisinage. Mais je ferai remarquer que, dès le moment qu'il demeure démontré que, quelles que soient les circonstances dans lesquelles la jaunisse ait lieu, son développement a toujours été précédé d'une irritation du foie, il est clair qu'elle n'est jamais qu'un symptôme de cette dernière, et que par conséquent les titres de *spasmodique*, de *calculeuse*, etc., ne lui conviennent nullement. Ces dénominations d'ailleurs ont cela de vicieux qu'elles ne donnent pas une idée exacte du mécanisme par lequel la peau se colore en jaune.

Lorsque l'ictère se déclare à la suite de l'une de ces irritations gastro-hépatiques qui sont occasionées par un accès de colère, une vive frayeur, etc. , il persiste, en général, plus ou moins long-temps après que tous les signes de l'affection simultanée du foie et du tube digestif ont disparu. Dans tous les autres cas, sa durée est le plus ordinairement subordonnée à celle de la maladie qui le détermine.

La jaunisse, n'étant qu'un symptôme, n'exige pas de traitement particulier. Cependant je crois que, quand elle survit à la cause qui l'a produite, on pourrait activer sa disparition par de légers purgatifs, les bouillons, les apozèmes amers et apéritifs, les sucs de plantes borraginées, chicoracées, etc.

DE LA BILE.

Des analyses récentes et bien faites ont prouvé que la bile humaine contient, sur 1100 parties, 1000 d'eau, 42 d'albumine, 41 de substance résineuse, 2 à 10 de matière jaune, 5 à 6 de soude libre, 4 à 5 de phosphate, d'hydrochlorate et de sulfate de soude, de phosphate de chaux et d'oxide de fer. Mais il est un point sur lequel les chimistes modernes ne sont pas d'accord : les uns disent avoir rencontré dans la bile de l'homme une certaine quantité de picromel, les autres prétendent que ce fluide n'en renferme pas du tout. M. Orfila semble pencher pour cette dernière opinion ; cependant, s'il est vrai que, comme il l'assure, on obtienne, en versant du sous-acétate de plomb dans de la bile, un précipité d'oxide de plomb et de picromel, il faut bien que celui-ci existe dans la liqueur qui nous occupe.

La bile cystique de l'homme est verte, d'un brun jaunâtre, tantôt filante, tantôt liquide, toujours plus ou moins amère. Elle verdit le sirop de violette plus fortement que celle de bœuf ; lorsqu'on la chauffe elle répand l'odeur du blanc d'œuf et se trouble. Les acides la décomposent et la précipitent ; traitée par l'alcool, elle donne un précipité d'albumine et de matière jaune.

Si on la filtre et qu'on la traite par l'acétate de plomb, elle laisse précipiter de la matière verte. Enfin, si on la filtre de nouveau, et qu'on verse dessus du sous-acétate de plomb, on a pour résultat, suivant M. ORFILA, un précipité de picromel et d'oxide de plomb.

La bile peut éprouver diverses altérations dans sa composition. Quelquefois elle perd de ses qualités stimulantes ; d'autres fois elle devient extrêmement corrosive. MORGAGNI parle d'un individu qui était mort subitement et chez qui la bile avait acquis une telle acrimonie, qu'il suffit d'en introduire une goutte avec la pointe d'un scalpel sous la peau de deux pigeons pour les faire périr en peu d'instants. M. PORTAL a avancé, dans son ouvrage sur les maladies du foie, *que, lorsque ce viscère est ce qu'on appelle gras, et que les quatre cinquièmes de sa substance sont ainsi changés* (1), la bile est claire, limpide, sans saveur, purement albumineuse, et n'a presque pas de sérum ; quand on la soumet à l'évaporation elle se prend en masse, et l'on n'y découvre que des atomes de soude et de sels. M. ANDRAL a eu occasion de rencontrer cet état de la bile, non seulement dans les dégénérations graisseuses du foie, mais dans quelques cas d'atrophie de cet organe portée à un haut degré, et dans quelques autres où le parenchyme hépatique était induré, ou présentait des cyrrhoses, des granulations rouges.

Les altérations de la bile dont il vient d'être question sont les seules qu'on ait observées jusqu'ici. L'une d'elles, comme on voit, se trouve toujours liée à une lésion de texture du foie.

---

(1) Page 83.

Quant à l'autre, elle ne fut pas évidemment la cause de la mort chez le sujet dont parle Mor-GAGNI, et tout porte à croire que c'est aussi un état pathologique de l'appareil biliaire qui la détermine. Le fluide qui nous occupe est-il susceptible de s'altérer spontanément? ou, en d'autres termes, y a-t-il des affections primitives de la bile? Cela peut être, mais nous ne savons rien de positif à cet égard.

FIN.

ERRATA.

—

Page 54, *au lieu de ce corps de phrase :* 3° Que, lorsqu'elle a pris une marche très intense et que par conséquent elle s'est communiquée au péritoine et au tube digestif, l'ensemble des phénomènes que détermine cette lésion multiple constitue le groupe de symptômes dont j'ai parlé page 12, mais\que les signes qui appartiennent alors à l'affection propre du parenchyme hépatique sont, etc., *mettez :* 3° que, lorsqu'elle s'est communiquée au péritoine et au tube digestif, l'ensemble des phénomènes que détermine cette lésion multiple constitue, tantôt le groupe de symptômes dont j'ai parlé page 12, tantôt celui dont il est question page 49, mais que les *signes qui appartiennent alors à l'affection propre du parenchyme hépatique sont*, etc.

Page 55, *au lieu de cette phrase :* Je ferai remarquer au sujet de ces derniers signes, c'est-à-dire de ceux qui, selon moi, sont occasionés par l'irritation hépatique, quand elle est très intense, qu'on aurait tort de croire qu'ils doivent nécessairement se développer tous alors. Non seulement, etc., *mettez :* Je ferai remarquer au sujet de ces derniers signes, c'est-à-dire de ceux qui, selon moi, sont occasionés par l'irritation hépatique quand elle coexiste avec l'inflammation du péritoine et du tube digestif, qu'on aurait tort de croire qu'ils doivent nécessairement se développer tous dans cette circonstance. Non seulement, etc.

—